育毛のプロが教える
髪が増える髪が太くなる
すごい方法

カラダの内側から
髪を元気にするラボ 所長
辻 敦哉［著］

医師
北垣 毅［監修］

アスコム

あなたはこれまで、
育毛・増毛・ヘアケアに
どのくらいのお金を使ってきましたか？
その効果は、
金額に見合った
満足のいくものでしたか？

「これ以上、お金を払いたくない！」

「ダマされるのは、もううんざり！」

「本当に効果がある方法を知りたい！」

「クスリで育毛するのは副作用がやっぱり心配！」


今にも、そんな切実な声が聞こえてきそうです。

かくいう私自身も、かつて薄毛に気を病んだ時期がありました。

みなさんの悩み、そして怒りは痛いほどよくわかります。


「髪の悩み」、それはイコール、その人の人生そのものにとてつもなく大きな影響を与える重大事だと体感しております。

私はこれまで理容師、ヘッドスパなどで
2万人以上の頭髪を見てきました。

そのうちの4000人には髪のケアの指導もしてきました。
ヘッドスパ「PULA（プーラ）」の経営を始めてからは、
老若男女の髪の悩みにいっそう寄り添い、
最良の育毛・ヘアケア法とは何かを研究し、アドバイスしてきました。

この本は、その集大成です。
「何をすれば、髪は増えるのか？」
「何をすれば、髪は太く、強くなるのか？」

その最終結論は——

ずばり、

天然成分の育毛「粉シャンプー」を使う!

たったこれだけです。

育毛は、カラダの外側と内側、両面からのケアが大切です。
自分の体質を知り、体質にあったケアをすることは必要になってきます。
ただ、こと外側からのケアだけにかぎると、
私が考案したこの育毛「粉シャンプー」こそ、
「史上最強の育毛法」だと自信をもって断言します！

そもそも育毛を達成するには、

❶髪の毛がしっかり生える「土台」を整える（頭皮環境を整える）
❷頭皮に毒素を与えない（化学物質ではなく天然素材の栄養を与える）
❸じっくり育てる（血行をよくする）

ことが必要です。

この育毛「粉シャンプー」は、
育毛に必要なこの3つの要素を100%クリアしています。

頭皮環境を整える効果は抜群です。
天然素材の栄養を補給できます。
さらに毛細血管の血行をよくする働きもあります。
カラダに悪い成分が一切入っていないので、
だれでも安全安心に使用することができるのです。
さらにこの「粉シャンプー」は、

●自宅で簡単に作ることができる！
●材料費は格安！

といいことずくめ。

これまで「増毛」「育毛」と聞くと、
たくさんのお金を払って「特別なこと」をするようなイメージが
あったかもしれません。
本書を読めば、その常識が覆ることでしょう。

髪は私たちのカラダの組織の一部であり、
爪が自然と伸びるのと同じ理屈で増えます。
育毛のポイントさえ押さえれば、ムダなお金を費やさずに、
だれでもカンタンに髪を増やすことができるのです。

ではいよいよ次ページより、
育毛「粉シャンプー」の作り方と使い方を紹介しましょう！

1分あれば簡単にできる!
育毛「粉シャンプー」の作り方

用意するもの
（1回分の分量）

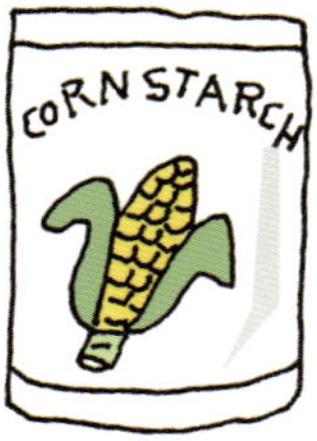

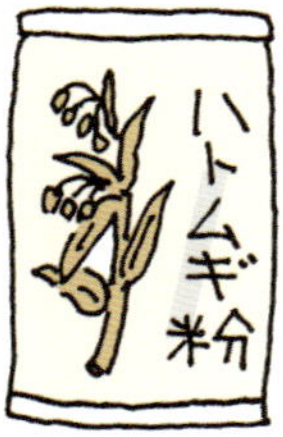

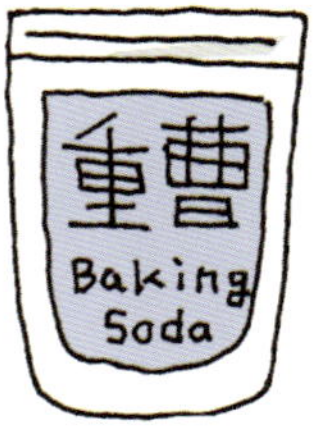

コーンスターチ
・小さじ3（15cc）
・化粧品用
（食用でも可）
・スーパー、
ネット通販で販売

ハトムギ粉
・小さじ1（5cc）
・焙煎《ばいせん》していないもの
・ネット通販、
自然食品店で販売

重曹
・ひとつまみ
・食用
・スーパー、
ネット通販で販売

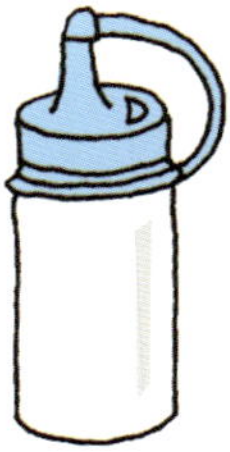

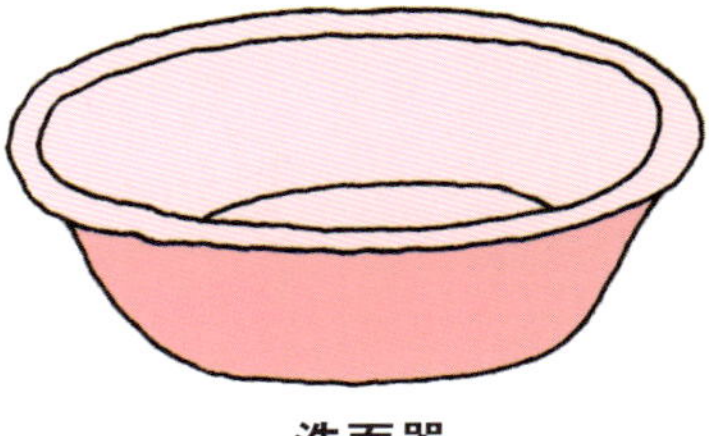

洗面器

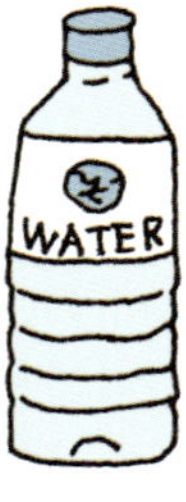

ドレッシング用容器
・フタ付き（ノズルの穴が3mm以上）
・容量：250cc以上
・容器の口が広いもの（粉を入れやすい）

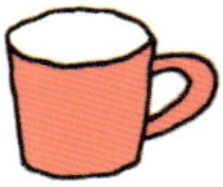

コップ

ミネラルウォーター
・30cc

※各分量は男性・ショートヘアの場合です。
ミディアム、ロングヘアの方は、それぞれ2、3倍に。

作り方

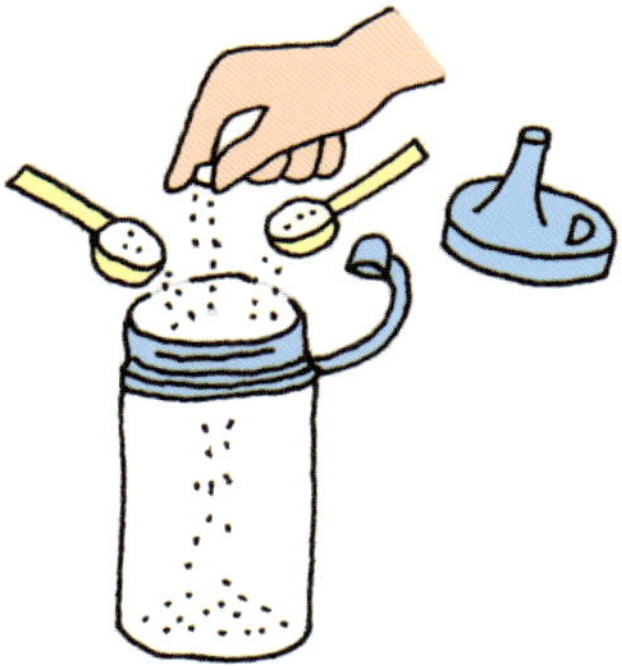

1 コーンスターチ、ハトムギ粉、重曹を容器に入れます

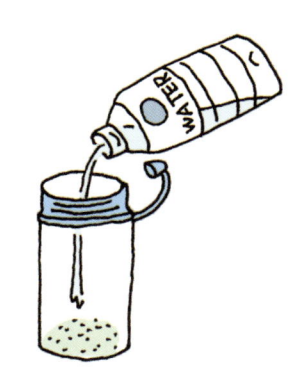

2 ミネラルウォーターを注ぎます（小さじ6）

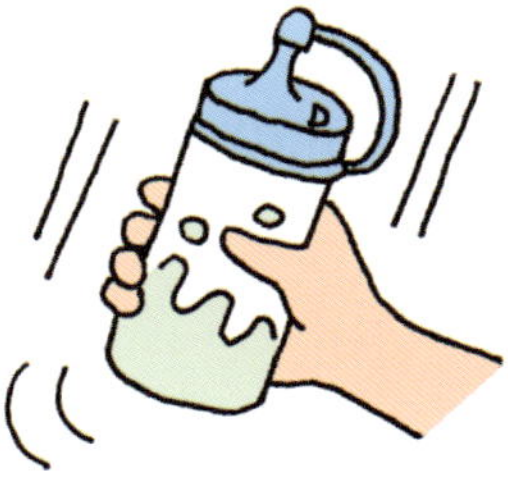

3 シェイク！
よく混ざるように
10回ほど勢いよく

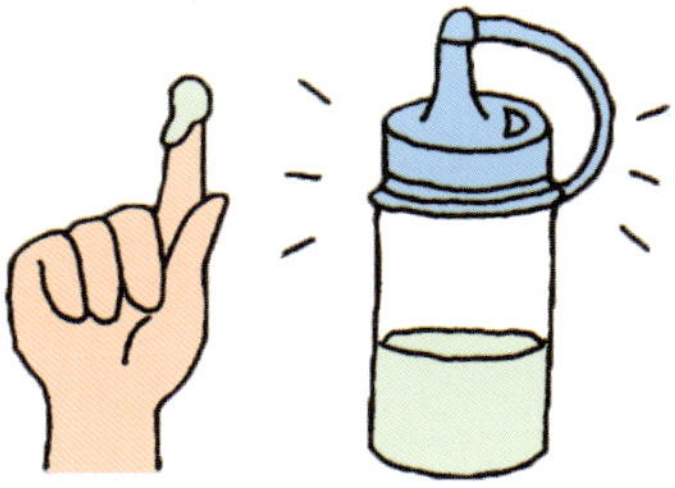

4 完成！すこし粘り気があるくらいがベスト
（水分が多い場合は、粉を追加して調整して下さい）

パワーアップ素材を追加して育毛効果をさらに高めよう！

柿の葉パウダー

・小さじ半分（2.5cc）
・ネット通販で販売

クレソンパウダー

・小さじ半分（2.5cc）
・ネット通販で販売

両方入れる場合は、あわせて小さじ半分です

ふだんの食事で栄養を充分摂れていない方は、
これらの素材を追加してみてください。
（詳しくは本文P56からをチェック！）

保存法と使用回数をチェックして自分に合った使い方を！

保存法

毎回、粉を混ぜるところから始めてください。

・・・

混ぜた粉があまった場合は、冷蔵庫に保存し、
1週間ほどで使い切りましょう。

・・・

ミネラルウォーターを入れたものは、
必ず1回で使い切るようにしてください。
（育毛粉シャンプーには保存料が入っておりません。
使い切るのが原則です）

使用する回数

パターン1

通常のシャンプーのように、毎日の洗髪で使用する。
（時間を作れる方は、こちらがオススメ！）

パターン2

通常のシャンプーと併用。週に2、3回使用する。
（平日は作るのが面倒、という方は土日だけでも使ってください）

パターン3

頭皮がかゆい、荒れているといった方は、
まずは試しに2日連続使ってみてください
（頭皮環境が改善するのが、2回の使用で実感できます）

最高の効果を得るための
育毛「粉シャンプー」の使い方

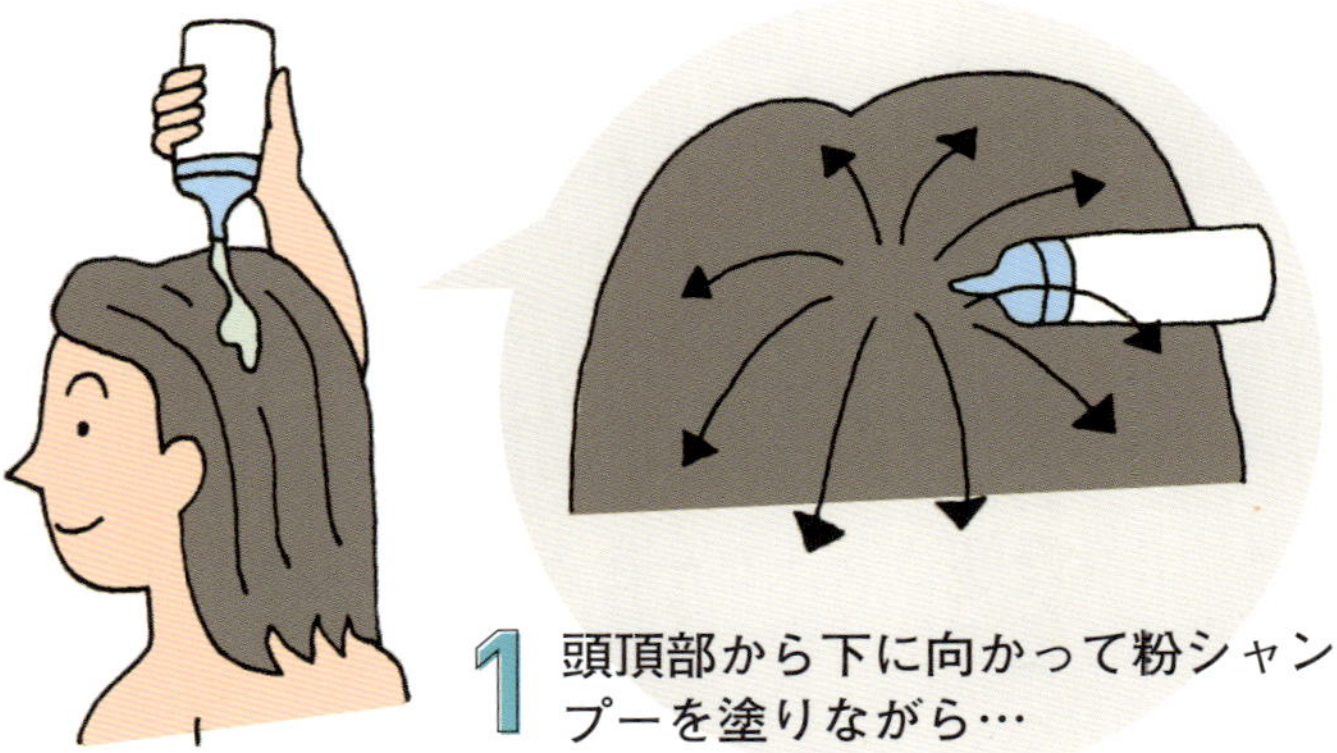

1 頭頂部から下に向かって粉シャンプーを塗りながら…
※放射状に塗る

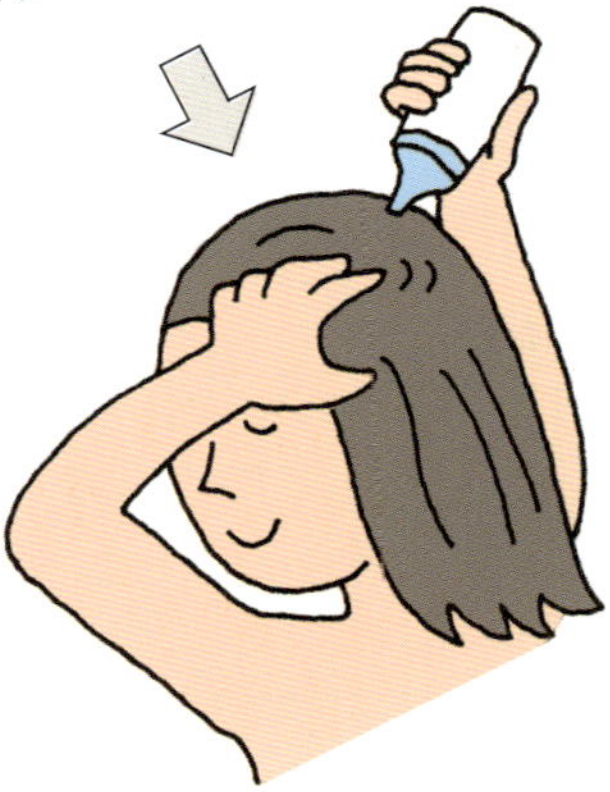

2 指でなじませ、粉シャンプーを頭皮全体に広げます
※頭皮をマッサージしながらすり込むイメージです

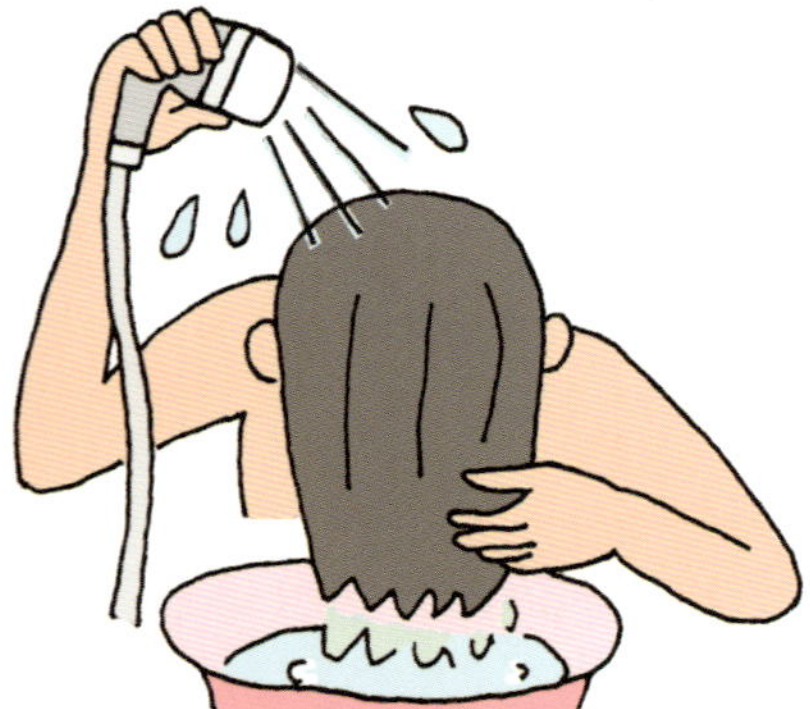

3 少しずつお湯で流し、洗面器にためていきます
※粉シャンプーの栄養素を再活用するためです。洗面器の半分くらいまで溜めるのが目安です（ミディアムヘアの場合）

4 洗面器にたまったお湯をコップですくい、4、5回頭皮と髪を流します。
※粉シャンプーが頭皮と髪にまんべんなく行きわたるようにします

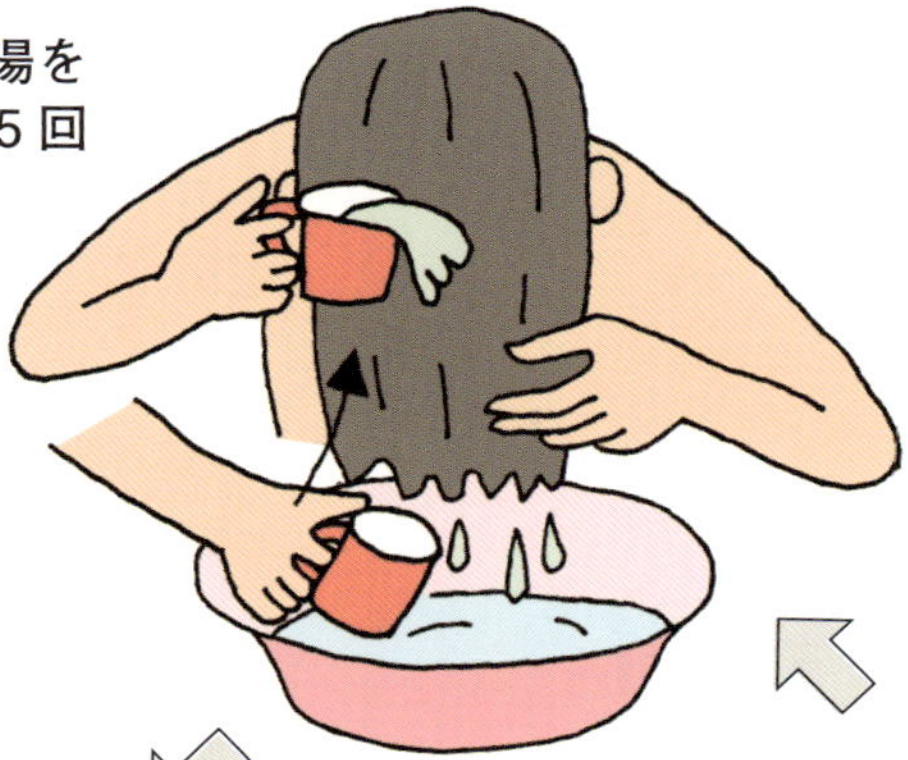

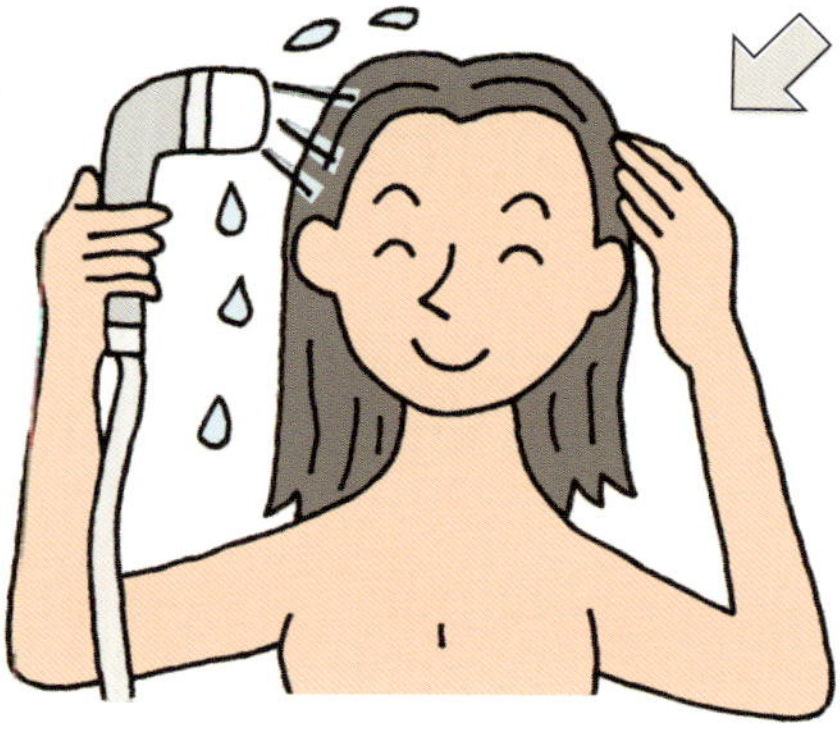

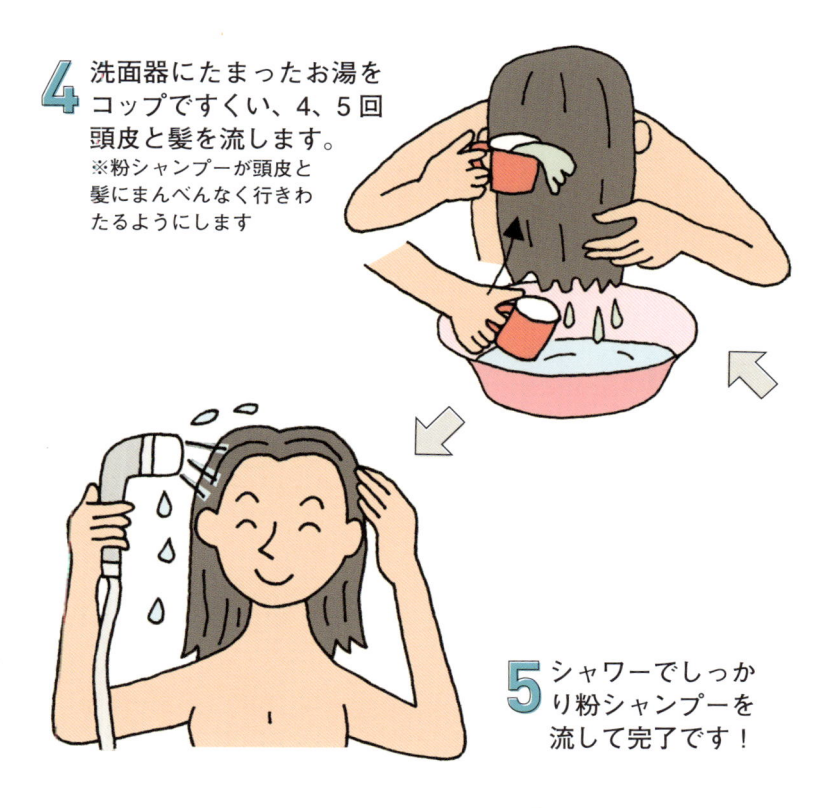

5 シャワーでしっかり粉シャンプーを流して完了です！

リンスは不要！
粉シャンプーだけで
ハリ・コシ・ツヤが
生まれます！

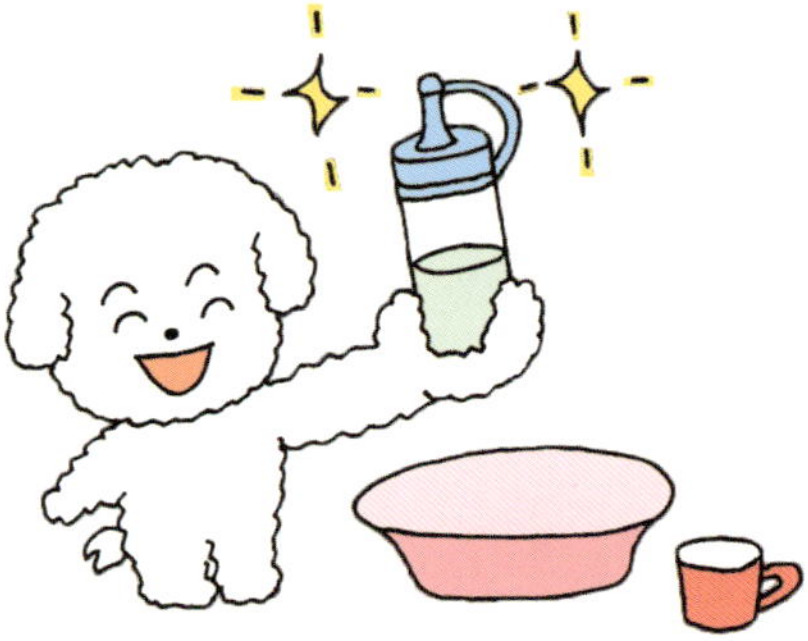

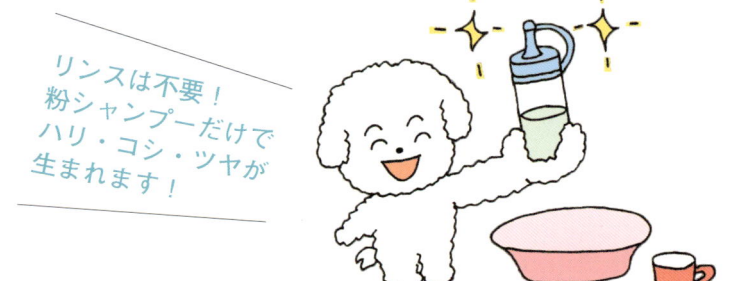

こんなとき どうする!? 育毛「粉シャンプー」Q&A

Q 家に洗面器がない場合はどうすればいい?

A 入浴時に洗髪される方は、洗面器が必要です。洗面器にたまったお湯で何回か洗うことで、頭皮にまんべんなく栄養素を行きわたらせることができるからです。ご自宅に洗面台がある方は、洗面台に栓《せん》をして洗面器がわりにしていただければと思います。

Q 粉シャンプーのあとにリンスやトリートメントを使ってもいい?

A トリートメントに関しては可です。その際、頭皮にトリートメントが付かないように注意してください。リンスに関しては、頭皮に付かないようにするのは難しいため、オススメできません。粉シャンプーで頭皮環境を整えれば、ハリ・コシ・ツヤが生まれますので、リンスやトリート

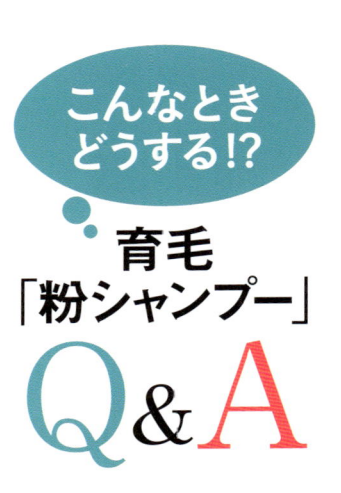

メントを使用しなくてもスタイリングしやすい髪になります。

Q 粉シャンプーのあと育毛剤やトニックを使ってもいい？

A 育毛剤やトニックには、頭皮環境を悪化させるアルコールが使われていることが多く、使用はオススメできません。

Q 他のシャンプーと併用してもいい？

A ＯＫです。毎日粉シャンプーをするのが難しい方は、週に２回程度でも大丈夫です。市販のシャンプーを選ぶ際は、本書のＰ１６４を参考にしてみてください。同じタイミングで他のシャンプーと併用する場合は、「市販のシャンプー」→「粉シャンプー」の順番で使うといいでしょう。

Q ジェルや整髪料は、粉シャンプーでも落ちる？

A 整髪料を使用されている方は、１回目のシャンプーは市販の液体シャンプーを使用してください。整髪料などを落とした後に、粉シャンプーを使っていただければと思います。

Q 粉シャンプーに副作用やアレルギー反応はありませんか？

A 粉シャンプーは体にやさしい天然成分でできています。これまで副作用やアレルギー反応のあった方はいませんが、心配な方はパッチテストを行なってください。パッチテストの方法として、絆創膏《ばんそうこう》に粉シャンプーを塗り、二の腕の内側に貼ってください。48時間経っても皮膚にトラブルがなければ問題ありません。

Q 妊娠中に使ってもいいのでしょうか？

A もちろんです。産前産後は髪のトラブルに陥《おちい》りやすいですから、むしろ積極的に使用していただきたいと思います。安心のために、パッチテストしてもよいでしょう。

Q 粉シャンプーを使って、髪が少しゴワゴワするのですが…

A 粉シャンプーは頭皮環境を改善させるシャンプーです。頭皮環境が改善されれば、自然と力強い髪が生えてきます。使い始めの頃は、多少髪がごわつく印象があるかもしれません。気になる方は、頭皮につかないようにトリートメントを使用することをオススメします。

Q どれくらい続けると効果が出てきますか？

A

育毛効果の実感には個人差があります。1カ月で効果を実感できる人もいれば、4、5カ月経って、髪にコシが生まれてくる方もいます。髪の生え変わりのサイクルは4カ月程度かかります。粉シャンプーによって頭皮環境を整え、次に生まれてくる髪を元気にする目的で使用してください。

Q なぜ、ミネラルウォーターを使用するのですか？

A

日本の水道水は塩素濃度が高く、そのまま使用すると頭皮にかなりのダメージを与えてしまいます。ですので、粉シャンプーを作る際は、ミネラルウォーターの使用をオススメします。また、塩素除去のシャワーヘッドを経由した水道水は使用しても問題ありません。シャワーヘッドについては、本文でも詳しく解説していきます。

ではここより、
一足先に育毛「粉シャンプー」を使い始めた方々の声を聞いてみましょう。

すでに目にみえて薄毛の改善がみられた方、
髪の毛にハリ・コシ・ツヤが生まれた方、
頭皮環境に著しい回復がみられる方など、
育毛の進行度には個人差がありますが、
みなさん確実にその効果を実感されています。

ご自身の髪のお悩みと照らし合わせて、チェックしてみてください！

「髪が増えた!」「髪が太くなった!」

育毛「粉シャンプー」体験談! 全国より喜びの声が続々

K・Tさん（30代男性・会社役員）

市販のシャンプーと全然違う!

Before

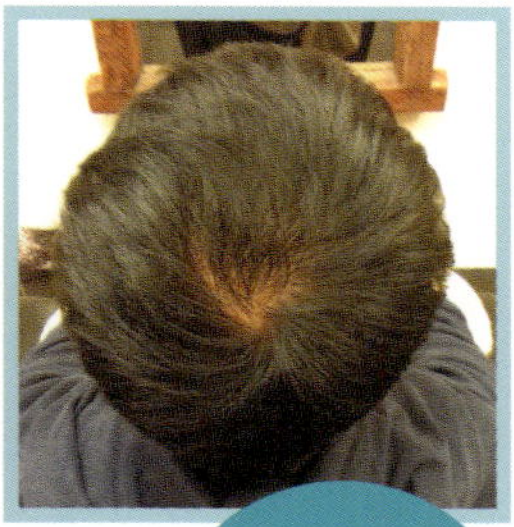

粉シャンプー
2カ月
使用

After

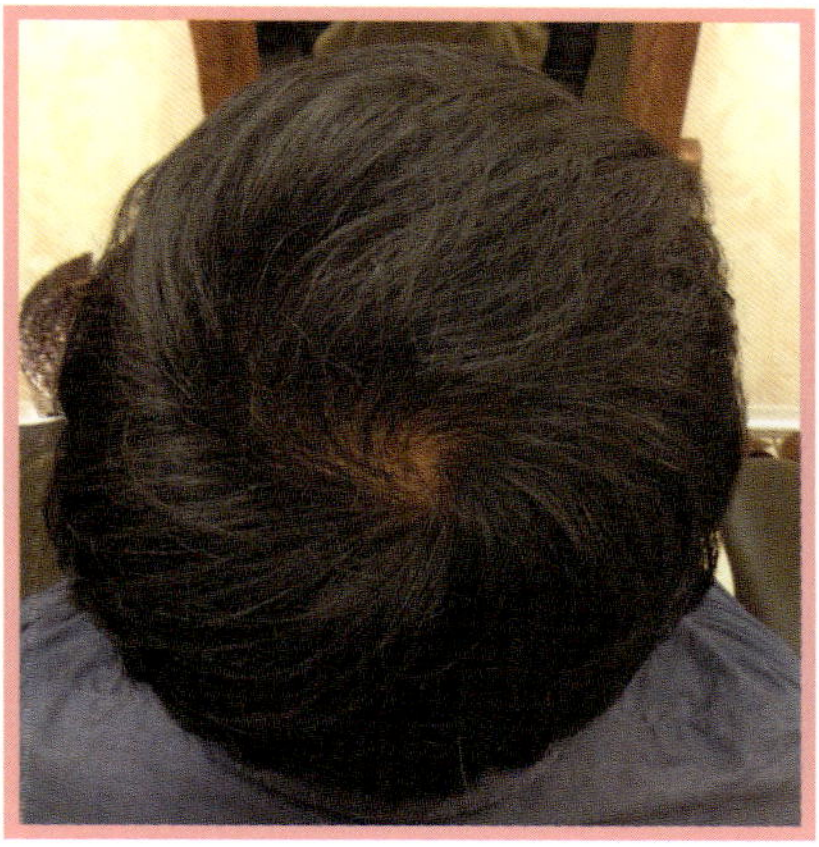

髪にコシが生まれて、ふんわりボリュームアップ!

生まれつき髪の量は少なくなかったのですが、つむじ付近から薄くなってきていて、20代になると、友達から指摘されたり、自分でも明るい場所に行くと透けて見えるのが気になっていました。

週2回、2カ月粉シャンプーを使ってみたところ、市販のシャンプーと明らかに違う感じがあったのは、使用後のすっきり感です。べたつきがなくさらっとしているのでとても気持ちがいいんです。毎回5～10分ぐらいかけて入念にマッサージをしながら洗っています。

風呂場に落ちている抜け毛が減っていると感じていて、**髪にコシが出てきたのかふんわりしてきました**。髪のことを気にする時間が劇的に減って変なストレスがないのが一番嬉しいです。

S・Eさん（50代女性・会社員）

分け目にビッシリ髪が生えてきました！

After

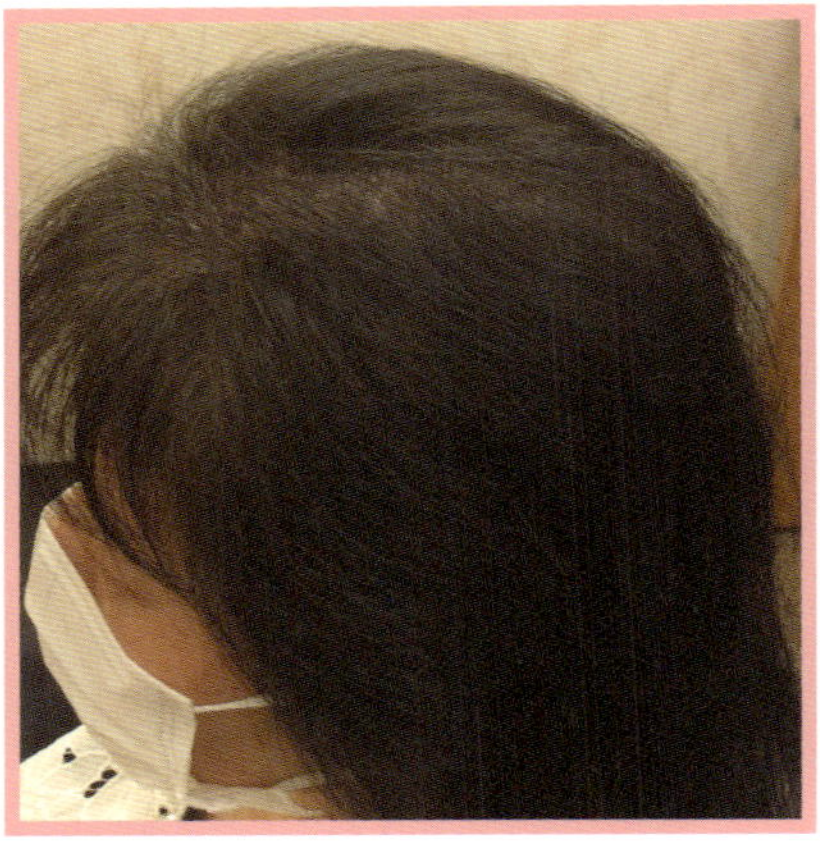

Before

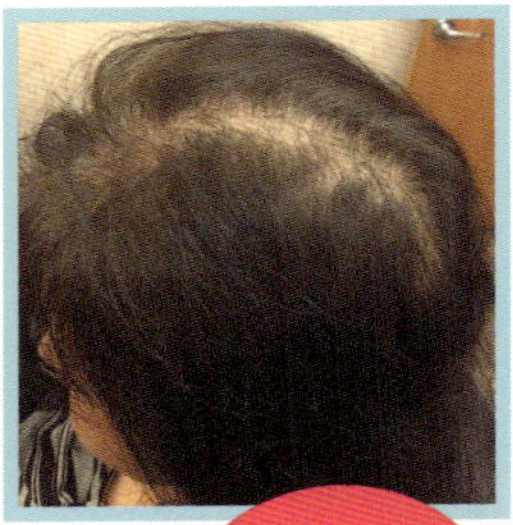

粉シャンプー 5カ月使用

抜け毛も怖くなくなり心まで軽くなりました

ある日、シャンプー時の抜け毛が排水口にたまっているのを見てびっくりしていくつも皮膚科に通いましたが、脱毛症と診断され、薬を飲んでもほとんど改善しませんでした。

プーラで水をしっかり飲んだり、粉シャンプーを使ったりして半年たったころには、**気になっていた分け目の地肌が目立たなくなりました**。もともとくせ毛だったのですが、ツンツンした元気でしっかりした髪が生えてくるようになったのです。

以前は抜け毛が怖くてシャンプーがしっかりできなかったり、ブラッシングもほとんどできなかったのですが、抜け毛を気にすることなくできるようになり、気分的にも軽くなった感じがします。

T・Yさん（40代男性・接客業）

たった1週間で効果を実感！

After

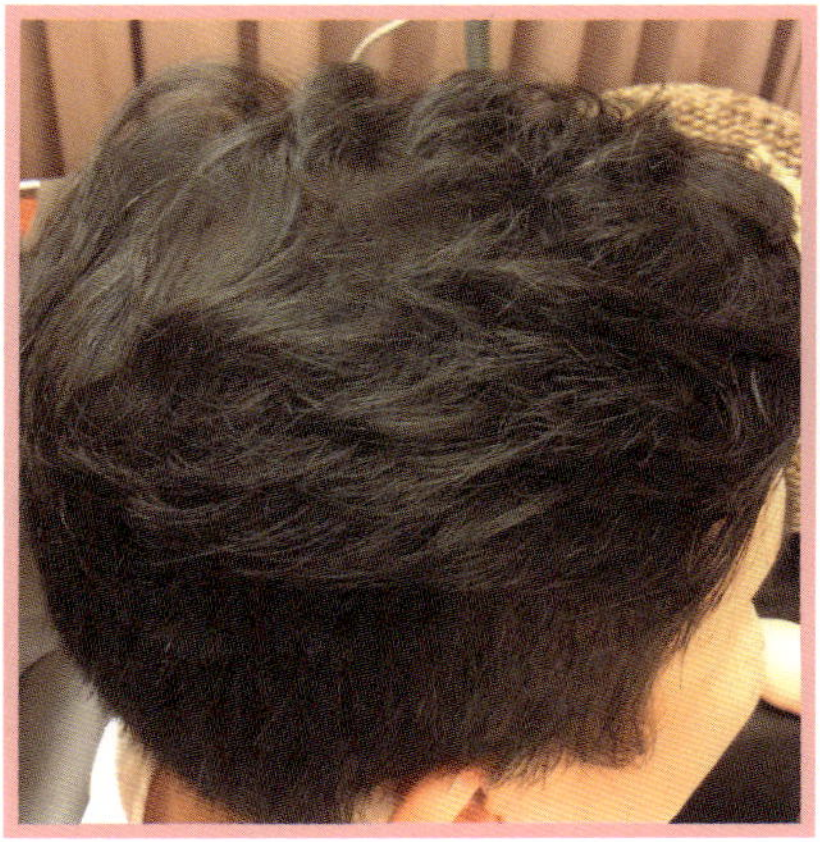

Before

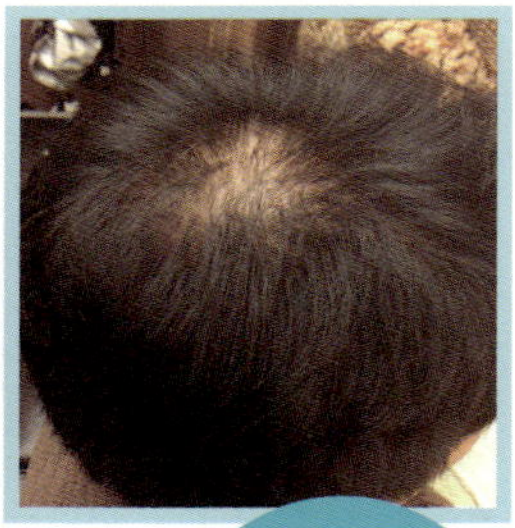

粉シャンプー
3カ月
使用

頭皮の赤みとかゆみが改善
短期間で抜け毛も減少傾向に

接客業という仕事がらお辞儀をすることが多く、**頭頂部の抜け毛が多くて薄くなっていることに悩んでいました**。鏡で見ると頭頂部が赤みをおびていて、少しかゆみもありました。皮膚が敏感なので、シャンプーが合わなかったのだと思います。

もともと低刺激のシャンプーを使ってはいたのですが、さらに刺激の弱い粉シャンプーを週3回使ってみることにしました。シャンプーをしている間はきしむ感じがあったのですが、流したあとはサラサラになりました。

1週間ほどで頭皮の赤みはほぼなくなり、かゆみもなくなりました。抜け毛が減ってきたように思いますので、これからさらに元気な髪が増えてくるのではないかと期待しているところです。

H・Tさん（50代女性・パート）

頭皮の荒れが粉シャンプーで劇的改善！

After

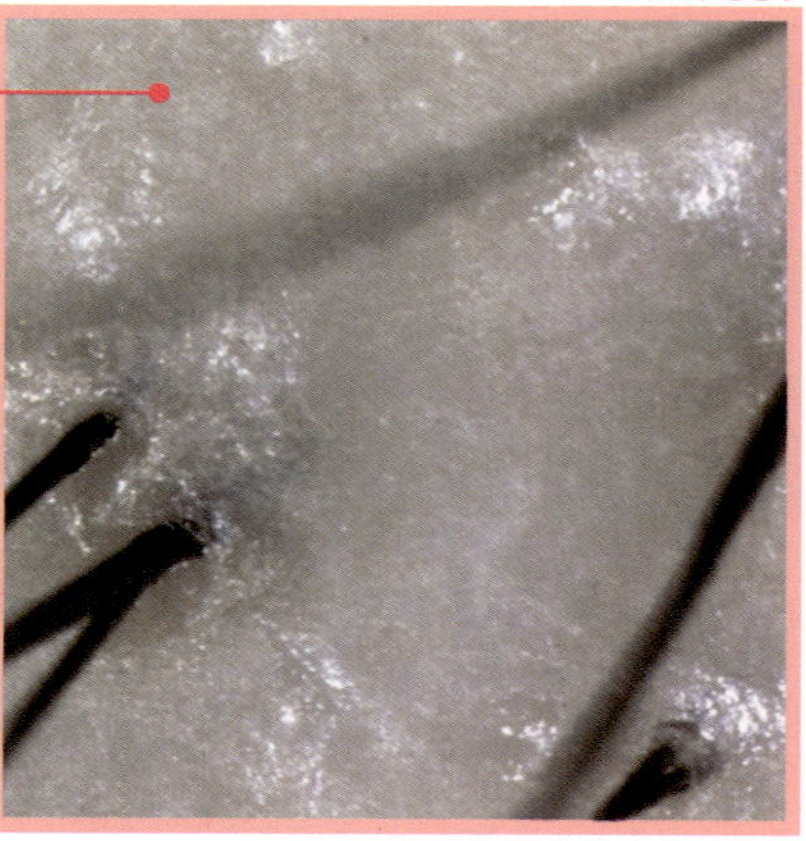

青白い健康な頭皮

Before

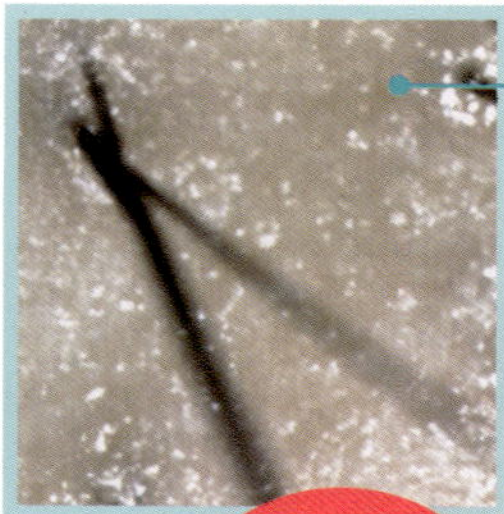

黄色の不健康な頭皮

粉シャンプー
6カ月
使用

手放せなかったカツラが不要にオシャレが楽しみに！

出産後から年とともに全体的に髪が薄くなり、どんどん気になるようになったので黒い粉を振ったり、カツラをするなどしてごまかしていました。頭頂部が薄いのはどうしても、背の高い人から見下ろされるので気になるのです。

週に1回プーラで粉シャンプーをしてもらうのを4カ月続けたところ、頭皮が透けて見えている状態から髪が何重か重なるようになってきました。その後は自宅でほぼ毎日、粉シャンプーを実践して半年以上経ちましたが、目に見えて髪が増えたと実感します。**夫からも「そういえば増えたな」と言われました。**今はもうカツラもつけず、粉も振りかけないで外出できています。これからも続けていけば、もっとオシャレができるかなと思って楽しみです。

I・Nさん（60代男性・会社役員）

こびりついた皮脂汚れがスッキリ！

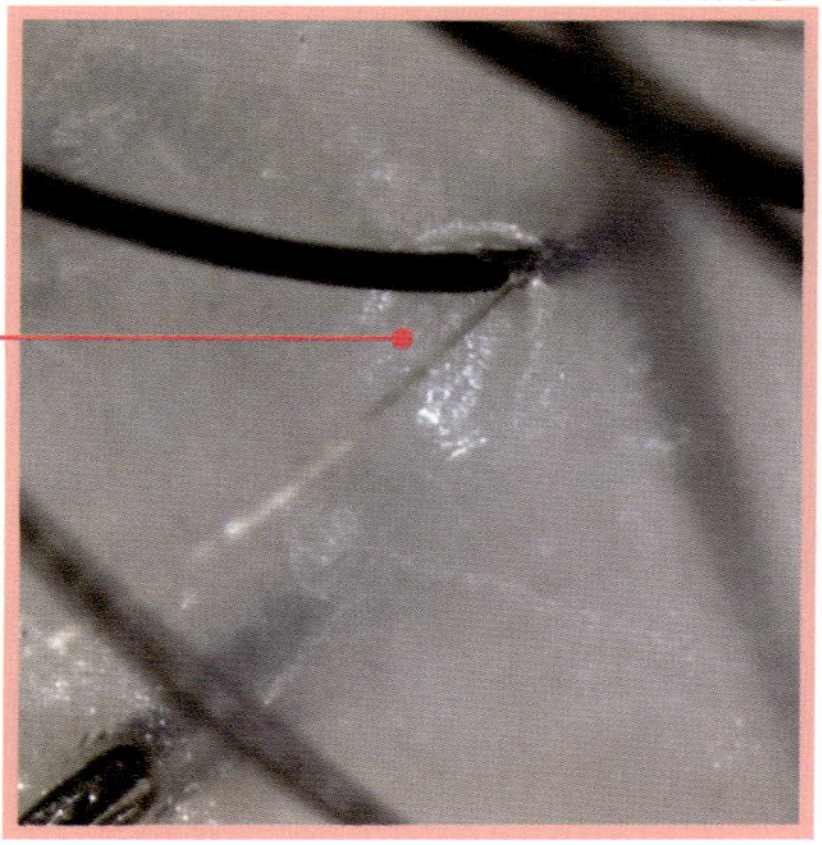

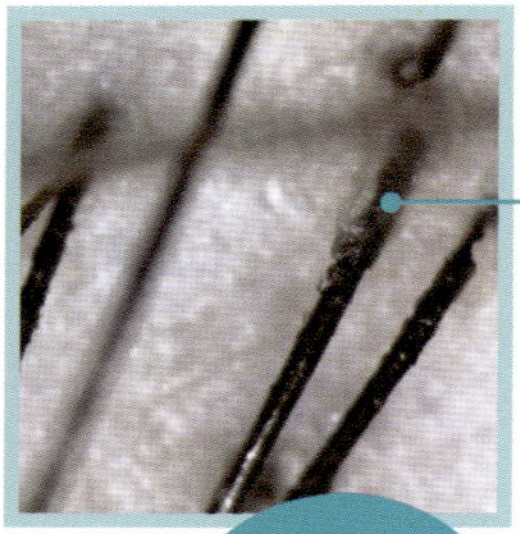

粉シャンプー
1カ月半
使用

周囲から「濃くなった」の声 白髪も劇的に減りました

20代のころはゴワゴワの髪質で脂性だったのですが、20代後半から髪質がやわらかくなり頭頂部中心に薄くなってきていました。最終的には丸刈りでもいいかと思ったのですが、営業で人と会うことも多いので抵抗があったのです。

そんなとき粉シャンプーを知りました。**安いし、体に悪いものでもなさそうなので使ってみることにしました**が、本当に髪が増えるのか信じていませんでした。

週に2回、1カ月半使ってみたところ、自分としてはあまりわからないのですが、周囲の人から濃くなったと言われますね。何人もの人が言うのでちょっと驚いています。あと、**後頭部に白髪が多かったのですが、これは明らかに黒くなっているのでびっくりです**。

K・Tさん（30代女性・主婦）

大学病院で治らなかった脱毛症が改善した！

After

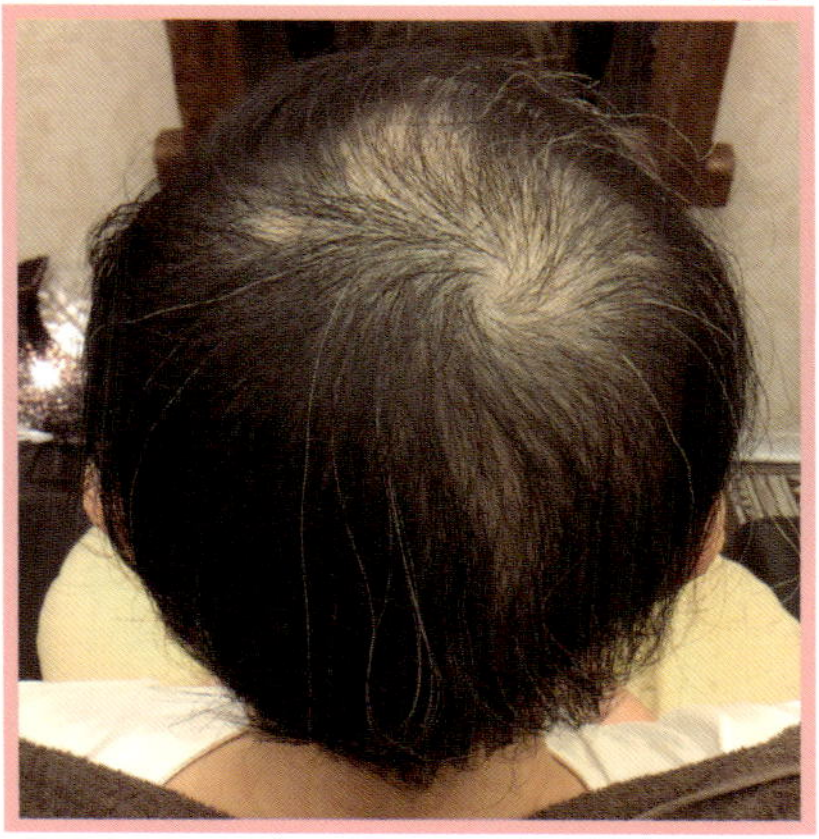

Before

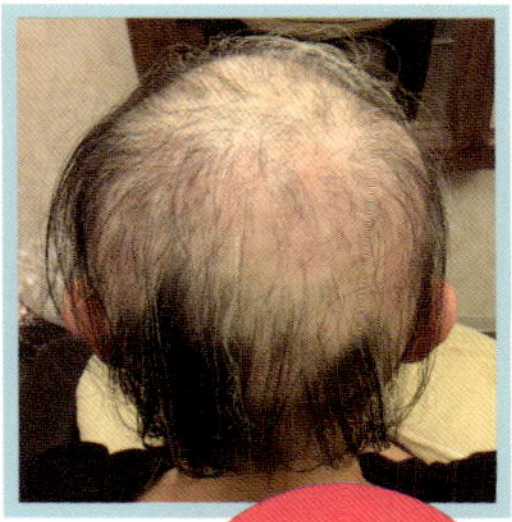

粉シャンプー
8カ月
使用

育毛に薬は必要ない！
粉シャンプーに感謝しています

第二子出産後にごっそり毛が抜けてしまい、ほとんど髪がない状態になったのが数年前。テレビに出ているような脱毛の有名な先生や大学病院などあらゆるところで診てもらい、円形脱毛症やびまん性脱毛症と言われてステロイド注射を続けましたが、副作用が強くとても悩んでいました。粉シャンプーとサプリメントを続けたところ、最初は抜け毛が減っていき、ここ半年は以前よりも太くコシのある毛が生えてくるようになりました。**以前は髪のことが一日中気になっていたのですが、今は気づくと忘れていることも多くなりました**。まだ外出時にカツラが手放せませんが、そろそろカツラなしでも外出できそうです。

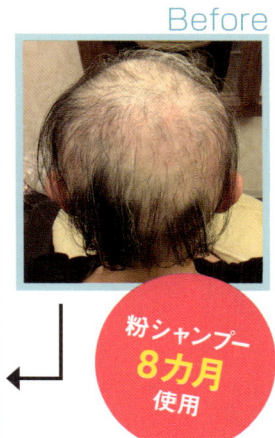

この成分がすごい！　だから髪が増える！　太くなる！

コーンスターチ……微小粒子が毛穴に入り込み、皮脂汚れを取り除く！

ハトムギ粉……保湿力抜群！　頭皮を保湿してムダな皮脂の分泌を抑える！

重曹……タンパク質と皮脂を分解、こびりついた汚れを除去！

柿の葉パウダー……抗酸化作用のあるビタミンCが、緑茶の20倍。その他、育毛有効成分（ルチン・クエルセチン・β-カロテン・クリプトキサンチン）を含有！　遺伝性の薄毛に効果抜群！

クレソンパウダー…皮膚や粘膜を健康に保つ栄養素であるビタミンAほか、育毛有効成分を含有！　食生活で栄養不足の方にオススメ！

※詳しくは本文で解説していきます。

粉シャンプーのパワーをご理解いただけましたか？

冒頭でお伝えしたように、「カラダの外側からのケア」に粉シャンプーは絶大な効果を発揮します。

「でもやっぱり、メーカーが作った育毛剤より、自分で作れるシャンプーのほうが効くなんて、信じられない」

もしかすると、そんなふうに思う方もいるかもしれませんね。

それは、育毛についての「勘違い」が世の中に出回っているからでしょう。

たとえば以下の項目で、
正しいと思う項目にチェックを入れてみてください。

- 薄毛は遺伝。人によってはあきらめるしかない。
- コシ・ハリ・ツヤがなくなるのは老化現象。髪質を改善するのは難しい。
- 育毛・ヘアケアには、育毛剤や発毛剤を使う必要がある。
- 育毛剤はどんな頭皮環境の人が使っても一定の効果がある。
- 高額な商品やサービスほど育毛効果が高い。
- 育毛には「湯シャン」がいいと思っている。
- なんだかんだで、内服薬がいちばん効く。
- そもそもシャンプーを変えたくらいで髪は生えない。
- 一度抜けた毛穴から、髪は生えてこない。
- さすがに白髪を減らすことはできない。

結論を申しますと、これらはすべて間違いです。
現在、インターネットのおかげで
だれでも簡単に育毛に関する情報を手に入れられるようになりました。
しかし専門家から見ると首を傾げたくなる間違った情報をよく見かけます。
本書では、「粉シャンプー」に加えて、
育毛に関する正しい情報もお伝えしていきます。
ご自身の髪のお悩みにあわせて、
「カラダの内側から髪を増やす、髪を太くする方法」も
チェックしていただければと思います。

今回の「粉シャンプー」を開発したのは、
手軽で安全、安価、そして本当に効く育毛法を
「一人でも多くの方々に」届けたかったからです。

私はすでに、
オリジナルのシャンプーや育毛パックを商品化していますが、
今回開発した「粉シャンプー」も、
育毛に対する根本的なアプローチに違いはありません。

おかげさまでヘッドスパは、
新規のお客様をお断りせざるを得ないほどご予約をいただいております。

髪に悩む方々をこれ以上お待たせするのは忍びなく、
だれでも簡単に育毛効果を実感できる
粉シャンプーの開発に至りました。

本書では、

「髪を増やす」
「髪を太くする」

ために、本当に効果的な方法だけを厳選してお伝えしていきます。

男性の薄毛の悩みはもちろん、
白髪・ハリ・コシ・ツヤなど、
女性の髪のお悩みも一挙解決します！

はじめに

あらためまして、こんにちは。辻敦哉《つじあつや》と申します。

私が始めたヘッドスパ専門店「PULA（プーラ）」は開業から多くの方々に御支持をいただき、6年が経過しました。

前職の理美容師、エステ時代と合わせると、15年ほどヘッドスパを行ってきたことになります。

現在私は、ヘッドスパサロンは友人に託し、ヘッドスパの起業家育成やサロンのプロデュースを行うかたわら、「カラダの内側から髪を元気にするラボ」を設立。主に、現代医療でも治らない脱毛症の人に技術提供をしています。

プーラはここ2年ほど新規のお客様のご予約をお断りせざるを得ないほどの好評を

得ています。既存のお客様の95％が髪の状態の改善を実感し、継続してご利用いただいているのです。

それだけの効果が出たのは、私が自らを実験台として試し、効果があったと実感できた方法のみをお客様にお伝えしているからだと思います。

実は私自身、薄毛で悩んだ過去があります。

私の祖父は額の側《がわ》から少なくなっていくタイプの薄毛でしたから、祖父のことは大好きだったのですが、髪に関しては自分もハゲるのではないかと密《ひそ》かに気にかけていました。

高校生のころ、流行っていた短い髪をツンツンに立たせるヘアースタイルを自分もやってみたところ、私の髪が細くて柔らかかったために、地肌が透けて見えるようになりました。それを見た同級生たちから、「床屋の息子なのに髪がなかったら笑えるな」とイジられるようになったのです。祖父のことがあったので、さらに髪の毛に対する不安は募りました。

そのため、**高校生のころから今まで、髪によいと思われるさまざまな方法を試してきました。それは体の外側からのアプローチだけに限らず、体の内側からの効果も追求してきました。**

本書では、それらの方法の中から本当に効果のあるものだけを厳選して記すことにしました。

選ぶ基準としては、「本当に効果があるもの」「安全なもの」「安価なもの」の3つの条件を満たすもののみに限定しました。

その中でも今回私が考案した、手づくりの「育毛粉シャンプー」は、ぜひみなさんの生活の中に取り入れてほしいと思っています。

私はすでにオリジナルの育毛シャンプーを商品化していますが、今回の「粉シャンプー」も、育毛に対するアプローチは同様です。

ご自宅で気軽に行えるヘアケアとして、ぜひその効果を体感してほしいと思います。

本書の方法を行えば、手軽にしかも安全に、費用をかけることなく、髪を増やし、

また髪を太くすることができます。

自分も悩んだ経験があるので、みなさんの悩む気持ちがよくわかります。

コンプレックスは、自分で大きくしてしまっている部分もありますが、それを他人が「悩むことないよ」と励ましてもなかなか納得できないものです。コンプレックスはなかなか人には理解されないものです。

私はできるだけその人の気持ちになってケアをして差し上げようといつも考えています。

育毛粉シャンプーを中心としてケアを行えば、本当にみるみるうちに髪の量と質が変わっていきます。

あなたもぜひ実感してみてください。

みなさんが本書の方法を実践され、髪のトラブルを解消し、イキイキと毎日を過ごしていけることを心より願っております！

第1章

「粉シャンプー」こそ、史上最強の育毛法！

第2章 髪が増える！ 髪が太くなる！ 正しいヘアケア法

第3章

薄毛タイプ別！育毛マッサージ＆食事法を教えます

第4章

誰にも聞けない髪のお悩み相談室 ぜんぶ私に聞いてください！

本書で紹介する粉シャンプーにより、万一頭皮にトラブルが生じた場合は、すぐに皮膚科にご相談ください。

また、粉によって排水溝が詰まることはありませんが、排水溝に髪やゴミが残されていると詰まりやすいため、普段の定期的なメンテナンスは欠かさないようにしてください。

第1章

「粉シャンプー」こそ、史上最強の育毛法！

育毛に必要な3要素に対して力を発揮する「粉シャンプー」！

巻頭で紹介した「育毛粉シャンプー」が、なぜ髪を増やしたり太くすることができるのか、育毛のメカニズムをひも解きながら解説していきましょう。

◉ 育毛を実現させる3つのポイント

太くてしっかりした健康な髪の毛を育てるには、まずそれが生えてくる土台の状態を良好なものにすることが必要です。

髪の毛を育てることは、畑で野菜や果物などの植物を育てるようなもの。土台となる「土壌」がよい状態でないと、よい野菜や果物は育ちません。この「土壌」に加えて、健康な植物を育てるのに必要なのが、「養分や水」「太陽光」となります。

これは髪の毛の場合、

「頭皮（＝土壌）」

「栄養（＝養分）」

「血行（＝太陽光）」

に置き換えることができます。

この3つのポイントこそ、育毛を実現させるために欠かせない要素なのです。

粉シャンプーは、この3つのポイントに働きかける成分で構成されています。

だからこそ、元気な髪を増やすことができるのです。

◉ 育毛ポイント1 頭皮に悪いものを取り除く

まず植物にとっての土壌、髪の毛にとっての「頭皮」の環境をよくすることについて考えていきましょう。

植物の場合、同じ畑で育てていると、土の中の養分が少なくなって、おいしい野菜や果物は育ちません。土地を耕して養分を吸い込みやすい状態にしたり、肥料を加えたりして常に土壌を改良していかなければなりません。

ただし、肥料を豊富に与えすぎると、植物は病気になってしまうことがあります。

これと同じように、**髪の毛の場合も、頭皮が栄養を吸収しやすいように環境を整える必要があります。**

また、育毛剤をバンバン使えば頭皮の環境が悪くなり、逆に健康な髪は生えにくくなってしまいます。

頭皮の環境を整えるのにまず必要なのは、毛穴に詰まった皮脂汚れを適度に取り除くことです。

粉シャンプーは、「皮脂を適度に取り除く」ことに絶大な実力を発揮します。

◉絶妙なサジ加減で皮脂を取り除く粉シャンプー

頭皮からは皮脂が常に分泌されていて、48時間ほど経つと酸化が始まります。酸化すると、汗やほこり、はがれた角質、シャンプーやトリートメントの流し残しの成分と混ざって固まります。

この酸化汚れは、さらに時間が経過すると、過酸化脂質という物質に変わります。この物質こそ、脱毛作用を促す、憎き脂です。過酸化脂質を長期間放置していると、毛穴がふさがれてしまい、その毛穴からは二度と髪の毛が生えなくなってしまいます。

このような「脱毛への道」を遮断するために、「適度に皮脂を取り除く」ことができるのが粉シャンプーです。

「適度に」というのがポイントで、のちに詳しく書きますが、皮脂を取りすぎることは頭皮環境を悪化させる一因となります。

ですので、絶妙なサジ加減で皮脂を取り除ける粉シャンプーは、頭皮環境を整えるうえで非常に優れものなのです。

育毛ポイント2　育毛に必要な栄養をしっかり与える

次に「栄養」の側面から見てみましょう。

植物は基本的に水と太陽光で成長しますが、そのほかにも窒素、リン酸、カリウムといった栄養素が重要な役割を果たしています。

これと同じように髪にも必要な栄養素があります。タンパク質、ビタミン、ミネラルであることがすでにわかっています。

髪はそれ自体タンパク質でできているのですが、髪をつくって生やす過程では、ビタミンやミネラルなどさまざまな栄養素が使われています。現代人はこれらの栄養素が不足しがちです。インスタント食品や加工食品を多く食べるようになり、栄養がかたよっているからです。

ビタミンやミネラルは体に必須の栄養素なのですが、生命維持に必要な臓器に優先的に回され、残った栄養素が髪や爪などに回ってきます。

ビタミンやミネラルが臓器に使われる分の量しかないと髪にまで回ってきませんから、できるだけ食材が偏らないように多品種を摂ることが髪にとっても重要です。

そんな中、**ビタミンやミネラルを体の外側からのアプローチで供給できるのが、粉シャンプーです。**粉シャンプーには育毛に関わるビタミンやミネラルがたくさん含まれています。栄養という側面からも、高い実力の持ち主なのです。

育毛ポイント3 血行をよくして栄養を頭皮に届かせる

最後に「血行」についてです。

植物にとって太陽光は命です。どんなに豊かな土壌や栄養があっても、太陽光がなければ体を大きくすることはできません。

髪も同じで、**どんなに十分な栄養を摂っていても、それが頭皮に着実に届けられなければ、髪は生えてきません。**

口から入れた食べ物は胃腸で分解、吸収され、血液によって各細胞に運ばれていきます。

毛根の中にある毛母細胞は、育毛にとって重要な役割を果たしていますが、ここまでしっかり栄養を送り込むには、丈夫で弾力のある血管が必要で、頭皮の血行をよくしなければなりません。

粉シャンプーにはビタミンやミネラルといった栄養素のほかに、辛み成分や渋み成分を追加することができます。これらの成分で血行がよくなれば、効率的に栄養を頭皮に届けることができるのです。

血行がよくなれば、粉シャンプー自体に含まれる栄養（体の外側からの栄養）が毛母細胞に届きやすくなります。同時に、食事などで摂取した体の内側の栄養も届けやすくなるのです。いくら栄養を摂っても、頭皮に届かなければ意味がありませんので、「血行」という視点はとても重要です。

それでは次項から、粉シャンプーのすごさについて、さらに詳しくお伝えしていきましょう！

育毛に必須の3要素を改善するために
粉シャンプーを使おう!

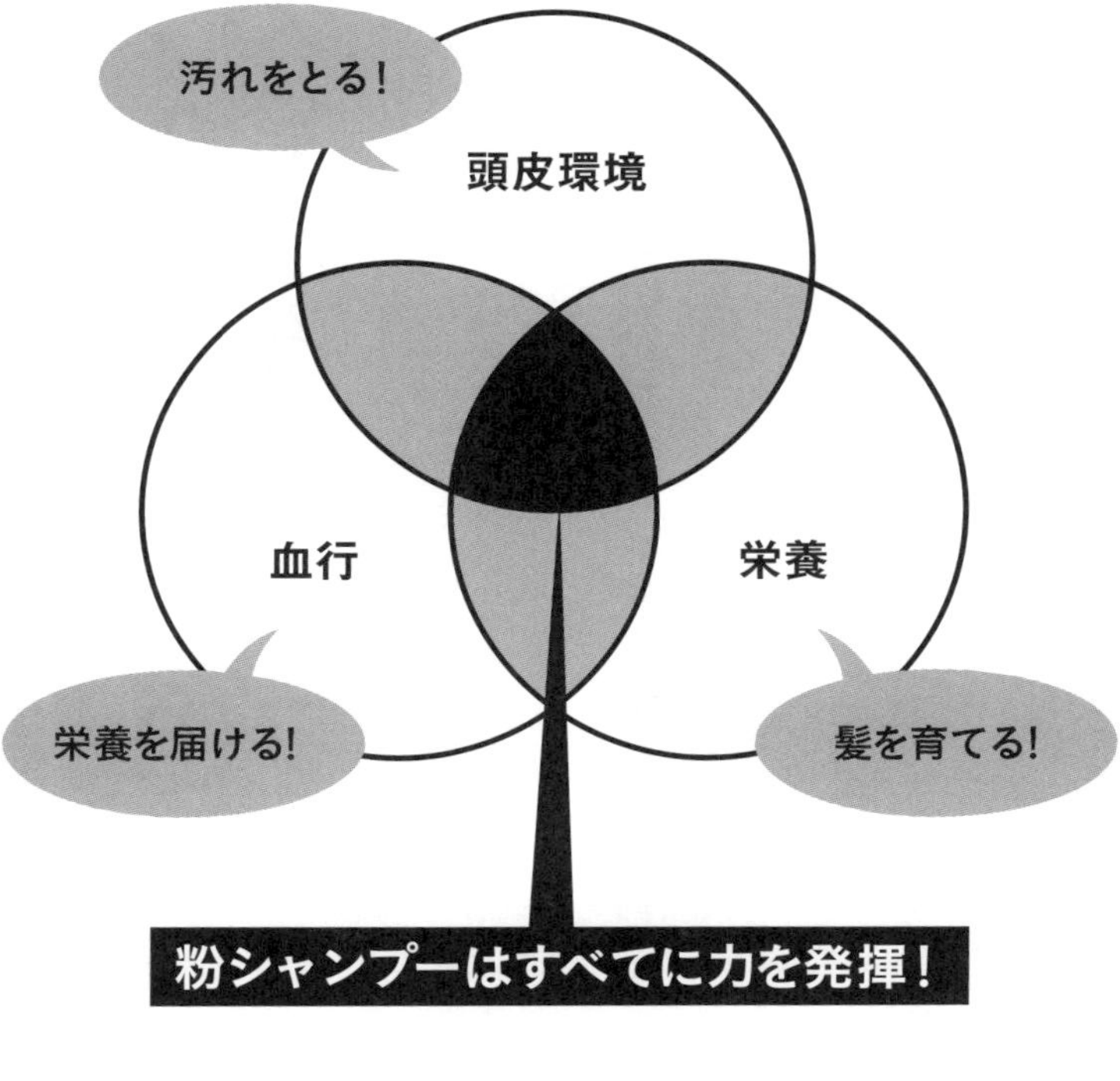
汚れをとる!
頭皮環境
血行
栄養
栄養を届ける!
髪を育てる!
粉シャンプーはすべてに力を発揮!

粉シャンプーなら、頭皮を洗浄・保湿したうえで、栄養もプラスできる！

◉コーンスターチのすごい粒子で、毛穴の奥までキレイにする

では、育毛粉シャンプーで使うコーンスターチとハトムギ粉、重曹の効用について見ていきましょう。

まず、コーンスターチは主に頭皮の洗浄、とくに毛穴の余分な皮脂を取り除く効果があります。

コーンスターチには菓子などをつくる食品用と化粧品用がありますが、どちらを選

んでも問題ありません。**頭皮にすり込むと、毛穴に入り込んで毛穴のまわりに詰まった汚れに吸着します。**

実際にコーンスターチを見たことがある人はわかると思いますが、粒子が非常に細かいので毛穴のすみずみまで入り込んで、汚れに届きます。これが粒子の大きなものだと毛穴の奥まで入り込むことができず、十分に洗浄されないのです。毛穴に研磨剤のように働きかけて開かせる役割があります。水に溶けやすいので、てんぷらの衣のようにペースト状になりシャンプーとして使いやすくなります。

コーンスターチを使うもうひとつの目的は、栄養を加えるためでもあります。**コーンスターチにはカリウム、亜鉛といったミネラルやビタミンEが多く含まれており、これらを頭皮に直接与えることで、育毛を促す効果があります。**

◉保湿力抜群のハトムギ粉もすごい！

ハトムギはハトムギ茶や健康茶ブレンドの一種としても用いられています。もとは中国原産で、江戸時代に日本に入ってきました。中国では生薬《しょうやく》として漢方に用いられてきた歴史があります。

ハトムギ粉のもっとも育毛に寄与する効果は保湿です。

ハトムギのエキスには、保湿効果があることが知られており、化粧水などさまざまな化粧品の基剤（基本となる材料）に使われています。

頭皮にとって保湿がよいのは、頭皮から皮脂が過剰に出るのを防げるからです。

皮膚は外界の細菌などに対する抵抗力として、ある程度湿潤な状態になっています。皮膚が乾燥すると、細菌などに対する抵抗力が低下してしまうため、脂がなくなればまたつくり出されるのです。

皮脂が増えると酸化汚れも固着していくので、皮脂を過剰に出さないために保湿するのがいいというわけです。

保湿することで、カサつく頭皮そのものをやわらかく保つ効果もあります。

肌の乾燥を防ぐには女性であれば化粧水をつけると思いますが、それと同じことを頭皮にもしてあげるのです。そうすることで、頭皮は保湿されてやわらかくなり、髪の毛が生えてくる環境が整えられます。

顔と同じように頭皮も保湿が大事であることを知っていただければと思います。

◉ガンコな皮脂汚れに効く「重曹」

そして、ガンコな皮脂汚れに効果を発揮するのが重曹です。

重曹はふくらし粉やこんにゃくの凝固剤《ぎょうこざい》としても使われていて、最近では天然素材の洗剤としても話題ですね。重曹も皮脂汚れを取り除くのが役割です。

重曹には「油脂を分解する」「タンパク質を分解する」の2つの効果があります。

毛穴の汚れは頭皮から出た油脂（皮脂）とタンパク質が混ざってこびりついたものです。ですから、毛穴の汚れである油脂とタンパク質を分解して毛穴を健全な状態にすることができます。しかも重曹は水に溶けにくい性質があるので磨き粉として使いやすい面があります。通常のシャンプーで取れない皮脂も重曹で溶かして除去することができるのです。

血行を促進する柿の葉&クレソンパウダーで育毛パワーがアップ！

コーンスターチとハトムギ粉、重曹の効用についてはわかっていただけたでしょうか？

これに素材をさらに追加すると、育毛効果が倍増します。追加する素材としては、「柿の葉」「クレソン」です。それぞれ効果が違いますから、個々の頭皮の状態によって使い分けてほしいと思います。

◉男性型の薄毛に特にオススメな「柿の葉」

ＡＧＡ（Ｍ字・Ａ字・Ｏ字タイプの薄毛／72ページ参照）といわれる薄毛には、「柿の葉パウダー」がオススメです。ＡＧＡは男性ホルモンの影響や生活習慣の乱れなどさまざまな要因で起こりますが、ビタミン、ミネラルなどの栄養不足もその一つと考えられています。

柿の葉は、抗酸化作用のあるビタミンCを大量に含みます。

一説には緑茶の20倍ともいわれています。

そのほか、ルチン、クエルセチン、β－カロテン、クリプトキサンチンといった成分が含まれており、止血作用、血圧降下作用、利尿作用などが認められています。

特にルチンは血行を改善する効果があり、毛細血管を太くします。

最近、がん予防にもいいということで、加工され柿の葉茶として販売されていたりするのですが、育毛・発毛の効果も認められているのです。

柿の葉をパウダーにしたものがインターネット上で販売されているので、気軽に購入することができます。

◉栄養状態が不安な人には「クレソン」

日々の食事の栄養状態に不安がある人は、クレソンがオススメです。クレソンには髪に必要な栄養を補給する効果と、殺菌効果があります。

クレソンも柿の葉同様にビタミンCを多量に含みます。

そのほかに皮膚や粘膜を健康に保つために大きな働きをする栄養であるビタミンA、カリウムなどもあります。

クレソンもパウダー状のものをネット上で簡単に購入することができます。

◉柿の葉とクレソンが〝効く〟理由

また、ビタミンCやβ-カロテンの抗酸化作用によって、老化防止の効果があるといわれています。

老化とは、活性酸素がたまって細胞が酸化していくことをいいます。酸化とは、サビることです。人間は酸素を体内に取り込んでエネルギーを作り出し、それを細胞が使うことで体を動かしています。酸素が使われると活性酸素になります。これが除去されずにたまると細胞がサビついていきます。これを老化と呼んでいるのです。

髪の毛をつくるのは毛根の中にある毛母細胞の働きが大きいです。毛母細胞も細胞ですから、老化をスローダウンさせることで脱毛を防ぎ、発毛を促進します。

老化を促す活性酸素を除去するには、抗酸化作用のある物質（抗酸化物質）を体内に取り込むことです。すると、毛母細胞の老化も抑えることができ、抜け毛予防、発毛促進となるのです。

抗酸化物質によって細胞の酸化を防げば、老化を防ぐことができ、それは当然、美髪にもつながります。それゆえ、抗酸化物質をたくさん含有した柿の葉とクレソンには高い育毛効果があるのです。

さらに柿の葉やクレソンの渋み成分や辛み成分は毛細血管を太くし、血行を促進する効果もあります。

粉シャンプーに入れる場合は、コーンスターチ小さじ3、ハトムギ粉小さじ1、重曹1つまみに対して、柿の葉やクレソンはそれぞれ小さじ半分程度入れてください（男性・ショートヘアの場合）。柿の葉とクレソンを一緒に加えてももちろん問題ありません（その場合は両方あわせて小さじ半分）。

また、柿の葉やクレソンは、男性型の薄毛や栄養不足ではない方にも育毛効果が期待できます。

すべて揃えるのは少しお手間かもしれません。休日などを利用して、粉シャンプーをパワーアップさせるつもりで楽しみながら追加してみてはいかがでしょう。

1回分の分量を再チェック！
最強の粉シャンプーを作ろう！

髪の長さ／材料	ロングヘア	ミディアムヘア	ショートヘア
コーンスターチ	大さじ3	大さじ2	小さじ3 (大さじ1)
ハトムギ粉	小さじ3 (大さじ1)	小さじ2	小さじ1
重曹	3つまみ	2つまみ	1つまみ
柿の葉パウダー	小さじ1.5	小さじ1	小さじ半分
クレソンパウダー	小さじ1.5	小さじ1	小さじ半分
ミネラルウォーター	90cc	60cc	30cc

化学合成物質は一切なし！粉シャンプーは100％天然成分

粉シャンプーは毎日使ってもまったく問題ありませんが、週に2回程度の「育毛パック」として使用してもかまいません。

私が提唱する髪が増える方法は、効果が目に見えるようになるまでに最低3カ月から半年くらいはかかります。ですから、「昨日は100点だったけど今日は20点だった」というのを繰り返すよりも、60点を継続できるような自分の生活パターンをつくることが大切です。

本書のヘアケアの方法を生活の中に組み込み、習慣にすることができれば、元気な髪が育つ可能性はぐっと高まるでしょう。

ただし、増毛や育毛を実感できるかどうかには個人差があります。開始後1カ月で

変化が感じられない時期も
継続することが大切

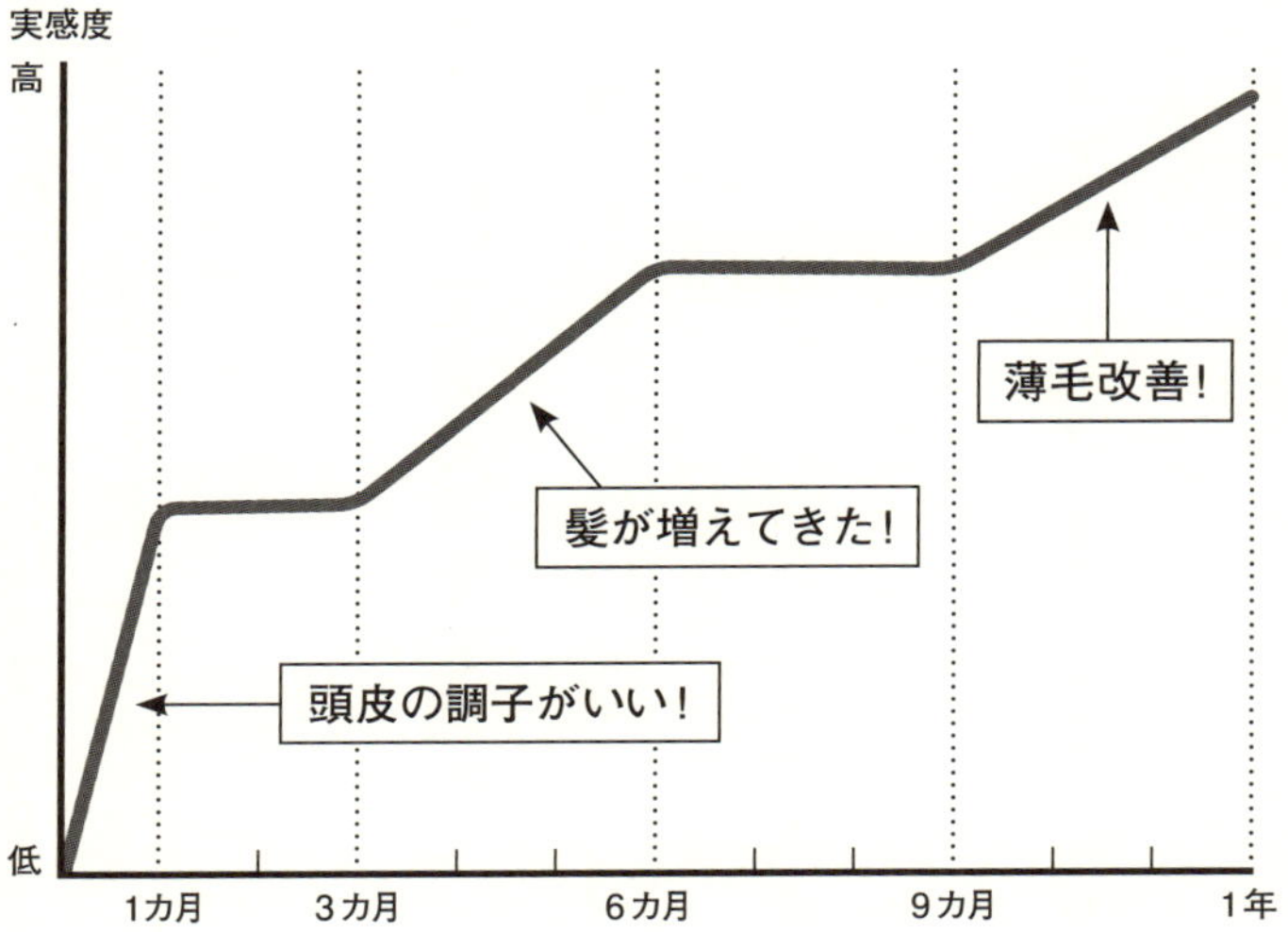

育毛実感のイメージ（一例）

劇的に改善したものの、その後の数カ月は変化を感じられない、という方もいます。しかし育毛法を継続していくうちに、新たなステージへと上ることができるのです。「継続する」ことが何より大切なのです。

◉粉シャンプーが「粉」である科学的理由

粉シャンプーがなぜ〝粉〟なのかというと、市販のシャンプーに入っている界面活性剤や乳化剤などの化学合成物質を使わないようにするためです。安価な界面活性剤を使っているシャンプーほど防腐剤や安定剤といった化学合成物質も添加されているので、より髪に悪いものになってしまっています。

薄毛で悩んでいる方は、どうしても育毛剤に目が行きがちです。しかし私は、シャンプーこそが育毛の成否を握るカギだと思います。なぜなら、毎日頭皮に触れるものだからです。化学合成物質だらけのシャンプーを使っていたら、その他のヘアケアをどんなにしてもムダになってしまいます。

粉シャンプーには化学合成物質が一切入っていないので長期保存できません。しかしそのかわりに、髪の天敵を排除できるということです。

一説では化粧水なども化学合成物質が入っている粗悪なものが出回るようになって、肌荒れが非常に多くなったといわれています。特に粗悪なものに関しては、化学合成物質の悪影響が強すぎて、効能よりも悪影響のほうが大きくなってしまうのです。

そうした化学合成物質をすべて排除した粉シャンプーは、利便性こそ欠けるものの、頭皮環境を整えることにおいてはこれ以上ない効果を発揮します。

もちろん、利便性を考えると液体シャンプーも併用したいという人はいるでしょう。普段はなるべく良質な液体シャンプーを使って、たまに頭皮を休ませる意味で粉シャンプーを使ってあげるだけでも大きな違いが出てきます。

それにこの粉シャンプーのもう一つの魅力は、他のシャンプーと比べて格段に安いということです。 毎日使っても総額で月1000円以内で収まるはずです。

髪に悪いシャンプーや育毛剤を買うより、粉シャンプーで賢く髪を増やしてください！

大手メーカーが作る育毛剤で満足できないのは、なぜ？

◉「売れているもの」と「育毛に効くもの」は別

「メーカーは膨大な研究開発費を使って、育毛によくないものを入れたシャンプーや育毛剤を売っているの？」と思うかもしれません。

大手メーカーなら科学的にもよさそうなものを使っているように思えます。

けれども、「売れているもの」と「本当に育毛に効くもの」は別なのです。

たとえば、男性でとにかく皮脂が悪いのだと思い込んでいる人に、「そうじゃないですよ。本当は保湿してあげるといいんですよ」と言っても、だいたい「そんなわけないじゃないか」となってしまいます。

それならば、脂を取りたいというニーズに応えて、脂を取り除いてあげるシャンプーを作りましょうというのが大手メーカーの考えです。

そこにすでに売れるマーケットがあるわけですから、正しい方向かどうかは別にしてニーズに応えるものを売ろうということです。

本来は過剰に脂を除去する必要はありません。そもそも脂は必要があって分泌されているものですから、取れば取るほど皮膚は「これはまずい」と、さらに脂をどんどん分泌するようになるのです。

私は以前、小鼻の皮脂をあぶらとり紙で積極的に吸い取っていましたが、吸い取れば吸い取るほどどんどん脂が出るようになって困りました。

そこで小鼻に化粧水をつけるようにすると、脂の分泌が収まったのです。

◉アルコールが大量に含まれている市販の育毛剤

育毛剤についても同じことがいえます。市販の育毛剤には多くの場合、アルコールが大量に含まれています。濃度50％以上が大半で、70％近いものもあります。メーカーがアルコールを使う理由は主に2つあります。

ひとつは、アルコールは揮発性《きはっせい》が高いので、つけるとすぐに蒸発します。そのとき熱を奪うので頭皮の温度が下がり、スーッとします。つまり、爽快感があるのです。

もうひとつは、有効成分を髪の毛のもとになる毛母細胞に届けることです。毛母細胞に行く途中にある皮脂をアルコールで溶かすことによって、それを可能にしようとしているわけです。

しかし、アルコールは皮膚にとっては刺激が強いだけでなく、乾燥させる、ホルモンバランスを崩す、頭皮上の善玉の常在菌を殺すなどの悪影響があるのです。

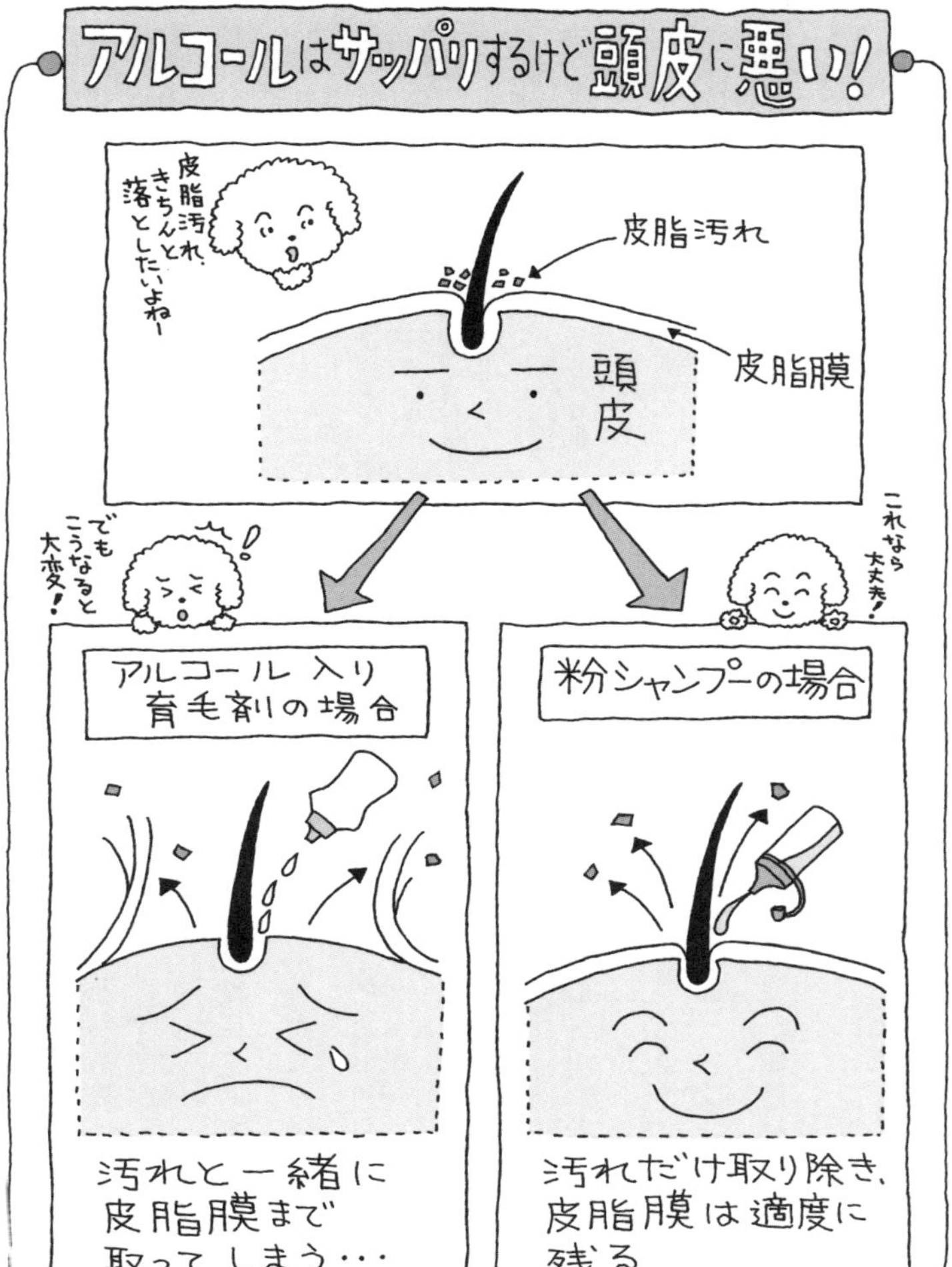
アルコールはサッパリするけど頭皮に悪い！
皮脂汚れきちんと落としたいよねー
皮脂汚れ
皮脂膜
頭皮
でもこうなると大変！
これなら大丈夫！
アルコール入り育毛剤の場合
粉シャンプーの場合
汚れと一緒に皮脂膜まで取ってしまう・・・
汚れだけ取り除き、皮脂膜は適度に残る

とくに乾燥を促す影響は大きいものがあります。アルコールが蒸発するときに水分も一緒に蒸発します。すると、頭皮がカサカサになり、フケの原因になったり、かぶれたりすることさえあります。

しかもシャンプーのあとは、シャンプーに含まれる界面活性剤によって皮脂膜が一時的にない状態になっているので、そこへ刺激の強いアルコールが入り込んでしまいます。すると、乾燥させる、頭皮の善玉の常在菌を殺すといった悪影響を強めてしまうのです。

ですから、どうしても市販の育毛剤を使いたいときは、アルコールの弱いものを選ぶようにしてください。

すでに市販の育毛剤を長期間使用されている方は、試しに「粉シャンプー」を2日連続で使ってみてください。すると、化学合成物質で疲れた細胞が休息している、という実感が湧くと思います。

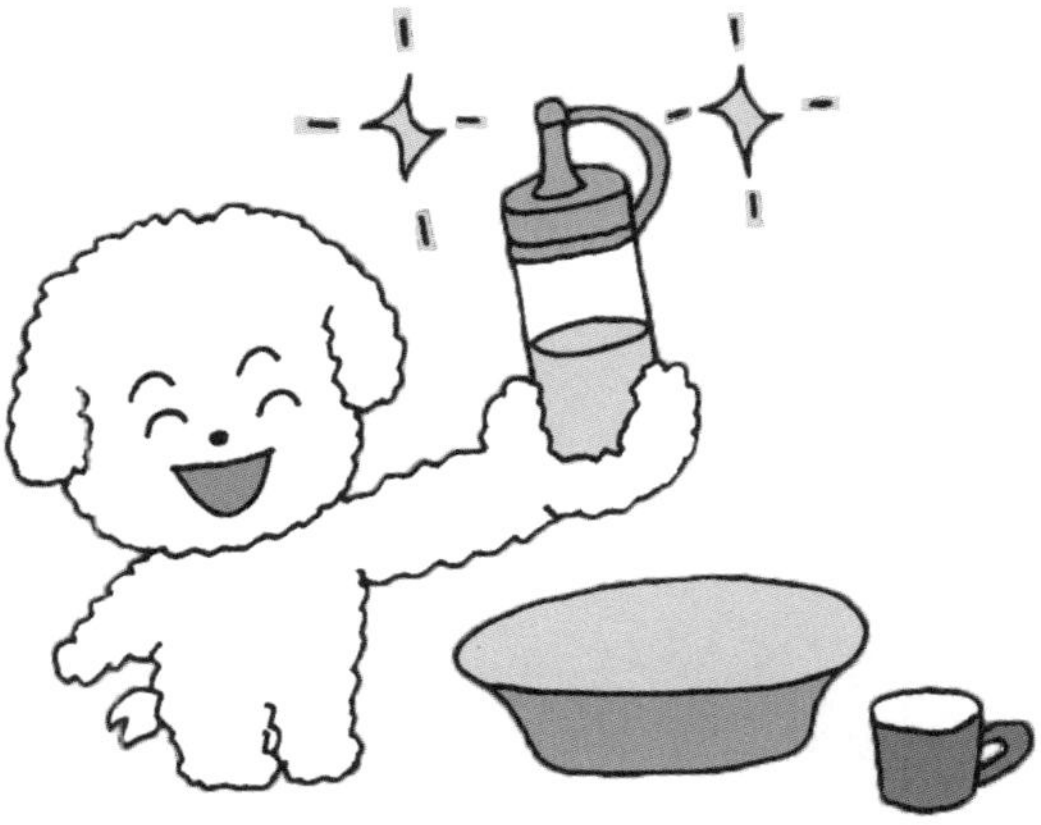

老若男女どんなタイプの薄毛にも、粉シャンプーは効果的！

薄毛には大別して４つのパターンがあります。粉シャンプーはこれらすべてのタイプの薄毛に効果があります。

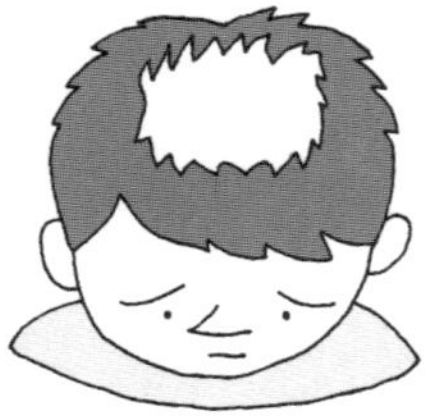

①「O字タイプ」

頭頂部からしだいに薄毛部分が同心円状に広がっていく

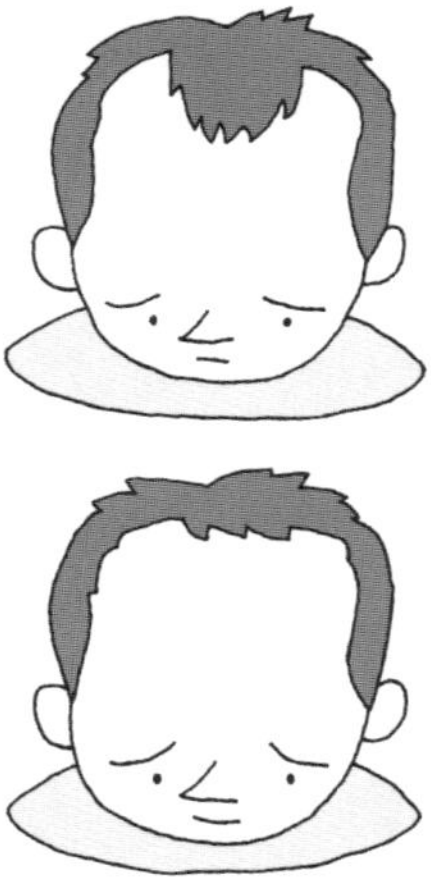

②「M字・A字タイプ」

額に近い部分から薄くなるケースで、M字は「剃り込みタイプ」、A字は「中央に入り込んで薄いタイプ」

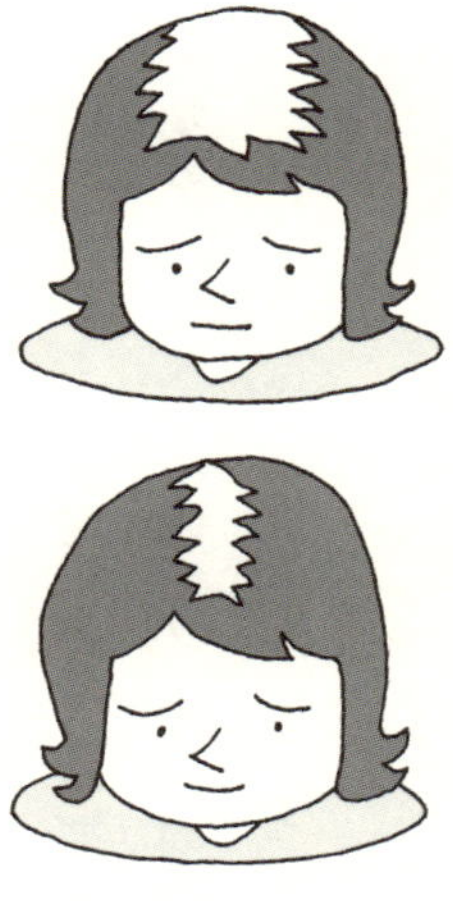

③「全体タイプ」「分け目タイプ」

全体的に薄くなる「全体タイプ」、分け目から薄くなる「分け目タイプ」

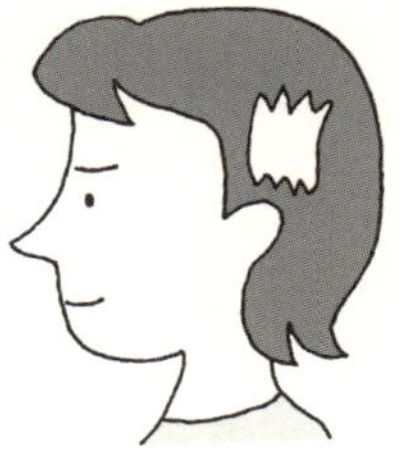

④「耳まわりタイプ」

耳の周辺から薄くなる

男性に多くみられるのは①や②のタイプ、女性に多く見られるのは①や③のタイプです。円形脱毛症や多発性脱毛症など病気との関連が疑われる人の薄毛は、④の「耳まわりタイプ」が多くなっています。

以上のような薄毛タイプは、私が2万人以上の人たちの髪を見てきたなかで共通する傾向を分類したものです。実は共通する薄毛の傾向があるだけでなく、それぞれのタイプで体の状態にも共通する傾向があることに気づきました。

①「O字タイプ」→ストレスを感じやすく、筋肉がこわばりがち。血圧が高く、心臓に負担がかかっている。

②「M字・A字タイプ」→目を酷使しており、慢性的に眼精疲労の状態になっている。ホルモンバランスが乱れている。

③「全体タイプ」「分け目タイプ」→腎臓が弱っていて疲れや緊張が抜けず、生命力が弱っている。

④「耳まわりタイプ」→過度な精神的緊張があり、首まわりが固くなっている。

粉シャンプーは育毛に必要な3要素（頭皮環境改善、栄養、血行）にアプローチしますので、すべての薄毛タイプに効きます。

次章以降では、それぞれのタイプに応じた対処法、改善法も指南していくことにします。

◉抜け毛は怖くない、抜け毛は新しい髪との出会い

この章の最後に、「髪が太くなる時期」についてお伝えしたいと思います。

とても大雑把な言い方となりますが、髪は、生え変わるときにしか太くなりません。「育毛剤を振りかけると、細かった髪が徐々に太くなる」といったイメージが出回っていますが、これは間違いです。


細い状態で生えた髪は、最後まで細いままで抜けていく運命にあります。

つまり、髪を太くするには、生えてくる髪を太くするしかないというわけです。

髪が抜けてから、次の髪が生えてくるまでに、3カ月程度の休止期があります。ですので、太い髪を育てるには最低でも3カ月の期間が必要になります。


ヘッドスパでこうお話しすると、太くなるのはずいぶん先だと感じられる方も多いです。しかし、今この瞬間も休止期を終えた毛根があるわけですから、3カ月もあれ

ば見た目にも大きな変化を実感できる方もいます。

ちなみに、太く生えた髪の寿命は6年、細く生えた髪の寿命は1～2年です。すなわち、将来の抜け毛を減らすためにも、太くて元気な髪を1本でも多く生やす必要があるといえるでしょう。


私もかつてそうでしたので、抜け毛でクヨクヨするのは、とてもよくわかります。シャンプーをしたときに、ごっそり髪が抜けていると、気が気でないですよね。

私の推奨するシャンプー法やオイルパックによって抜けた髪を見て、落ち込まれる方がときおりいます。しかし、抜けた髪は、すでに休止期に入った毛です。抜けるべき毛なのです。

見方を変えましょう。抜け毛が起きたときにしか、髪の太さを変えるタイミングはないのです。

この機会を逆にチャンスと捉え、前向きにヘアケアに取り組んでいただければと思います。

第2章

髪が増える！
髪が太くなる！
正しいヘアケア法

遺伝だからあきらめる必要はなし！髪を増やす方法は意外にある

◉薄毛のメカニズムを知れば解決策がわかる

そもそもなぜ、人間は薄毛になるのでしょうか？

多くの人は、薄毛は遺伝によって継承されるものだと考えています。男性は「おじいちゃんや父親がハゲていると、自分もハゲる確率が高い」と思い込んでいる人がほとんどではないでしょうか。私のヘッドスパでも非常に多くの質問を受けたのが、実はこのことなのです。

私は、遺伝は薄毛になる要因のひとつであってすべてではない、と考えています。よく考えてみると、祖父や父親が薄毛になっていても本人はそうなっていない人はいますし、兄弟が同じように薄毛になっているわけでもありません。

では、遺伝のほかにどんな要因があるのでしょうか。それは生活習慣だと思います。**頭皮環境にとってよい生活習慣であれば薄毛にはならず、そうでなければ薄毛になっていく**、ということです。

もちろん、遺伝的に「薄毛になりやすい人」と「薄毛になりにくい人」はいると思います。しかし、生活習慣を改善していけば、「薄毛になりやすい人」でも薄毛にならないのです。このことは、81ページの「コップ理論」のイラストがわかりやすいのでご覧いただければと思います。

◉シャンプーしだいで髪は増えもすれば、減りもする

頭皮環境とは、主に頭皮の衛生状態、栄養状態をいいます。

今の30～40代の世代と、おじいちゃん世代では生活スタイルが大きく違います。日本人が毎日シャンプーをするようになったのは、瞬間湯沸かし器が普及し始めた昭和40年代以降だといわれていますので、おじいちゃん世代は頭皮の汚れが薄毛に大きく影響していたと考えられます。しかし一方、現在は生活習慣や刺激の強いシャンプーを使っていることが薄毛を誘発しているのです。

私は遺伝よりも頭皮の衛生状態や栄養状態が悪くなるような生活習慣にこそ問題があるのだと確信しています。

それに間違ったシャンプーを使って皮脂を取りすぎていると、毎日洗髪していても「衛生状態のよい頭皮」とはいえませんから、育毛発毛に好影響のあるシャンプーを使う必要があります。

逆に「湯シャン」も頭皮環境を悪化させる一因です。

確かに刺激の強いシャンプーを使わないことは頭皮にいいと言えますが、お湯だけで洗っても皮脂が残ってしまいます。育毛を考えるとき、シャンプーは絶対に軽視できません。生活習慣とシャンプーしだいで髪は生えてくるのです。

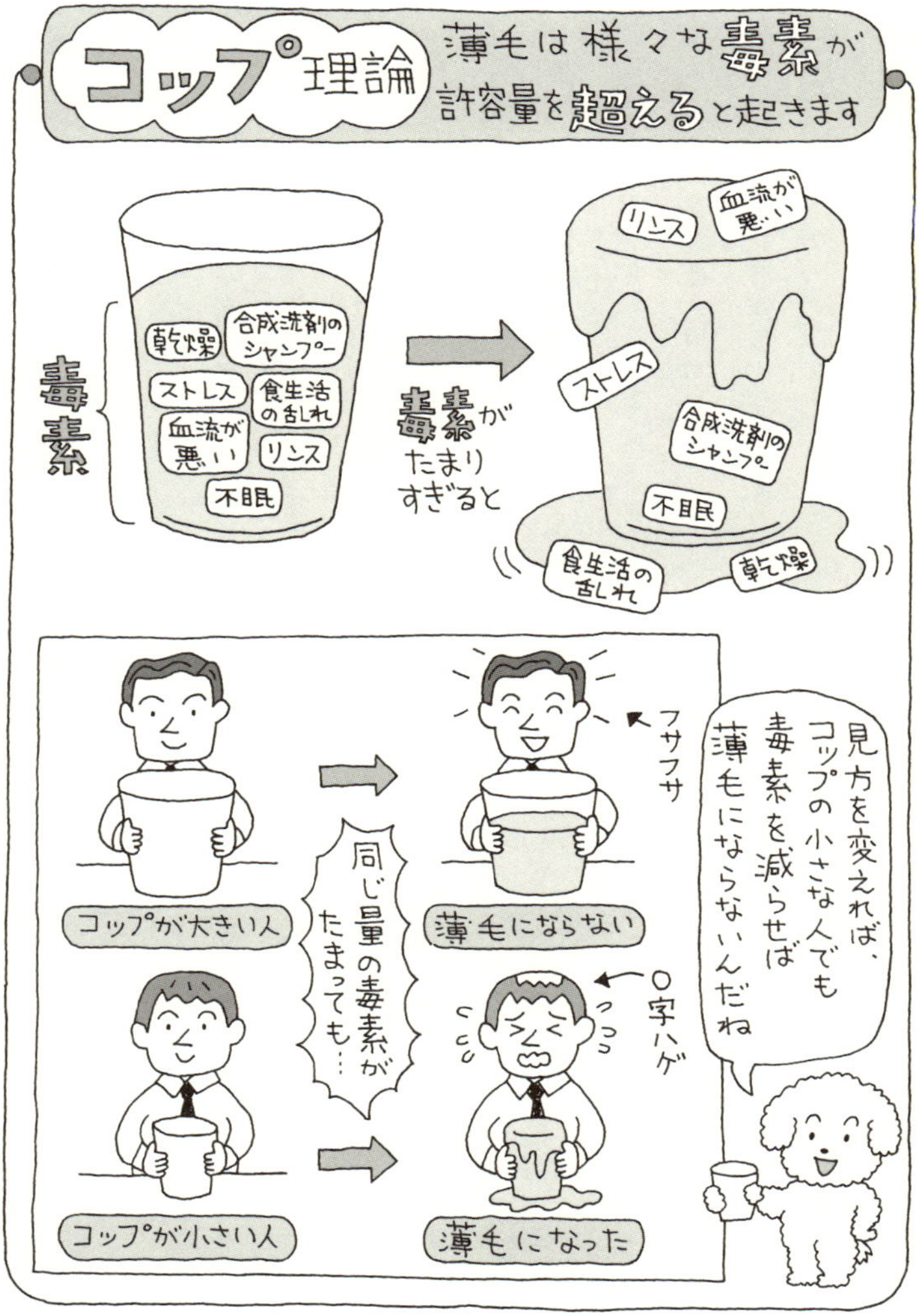
コップ理論
薄毛は様々な毒素が許容量を超えると起きます
毒素
乾燥
合成洗剤のシャンプー
ストレス
食生活の乱れ
血流が悪い
リンス
不眠
毒素がたまりすぎると
リンス
血流が悪い
ストレス
合成洗剤のシャンプー
不眠
食生活の乱れ
乾燥
コップが大きい人
薄毛にならない
フサフサ
同じ量の毒素がたまっても…
コップが小さい人
薄毛になった
O字ハゲ
見方を変えれば、コップの小さな人でも毒素を減らせば薄毛にならないんだね

◉ 薄毛を誘発する生活習慣を見直そう

現代は薄毛が増えるような生活習慣になりがちです。テレビやパソコン、タブレット端末やスマホなど、モニターを見る時間がとても増えていて、目を相当酷使しています。

それにゆっくりと食事を用意する時間がないため、インスタント食品や加工食品の食事が増えてミネラルやビタミンの摂取量が少なくなったり、外食が増えて脂質や塩分を摂りすぎている人が増えました。

睡眠時間も減る傾向ですから、夜に髪が育つ時間も減ってしまいました。

またストレスに関しては、もう言うに及ばずでしょう。

第1章の「薄毛の4つのタイプ」の項でも述べたように、ストレスや目の疲れ、緊張が持続する状態が髪の毛に悪影響を及ぼします。

ですから、ストレスや目の疲れ、緊張状態を癒やしつつ、これから本書で示す頭皮の衛生状態、栄養状態を改善する方法を実践してみてほしいと思います。

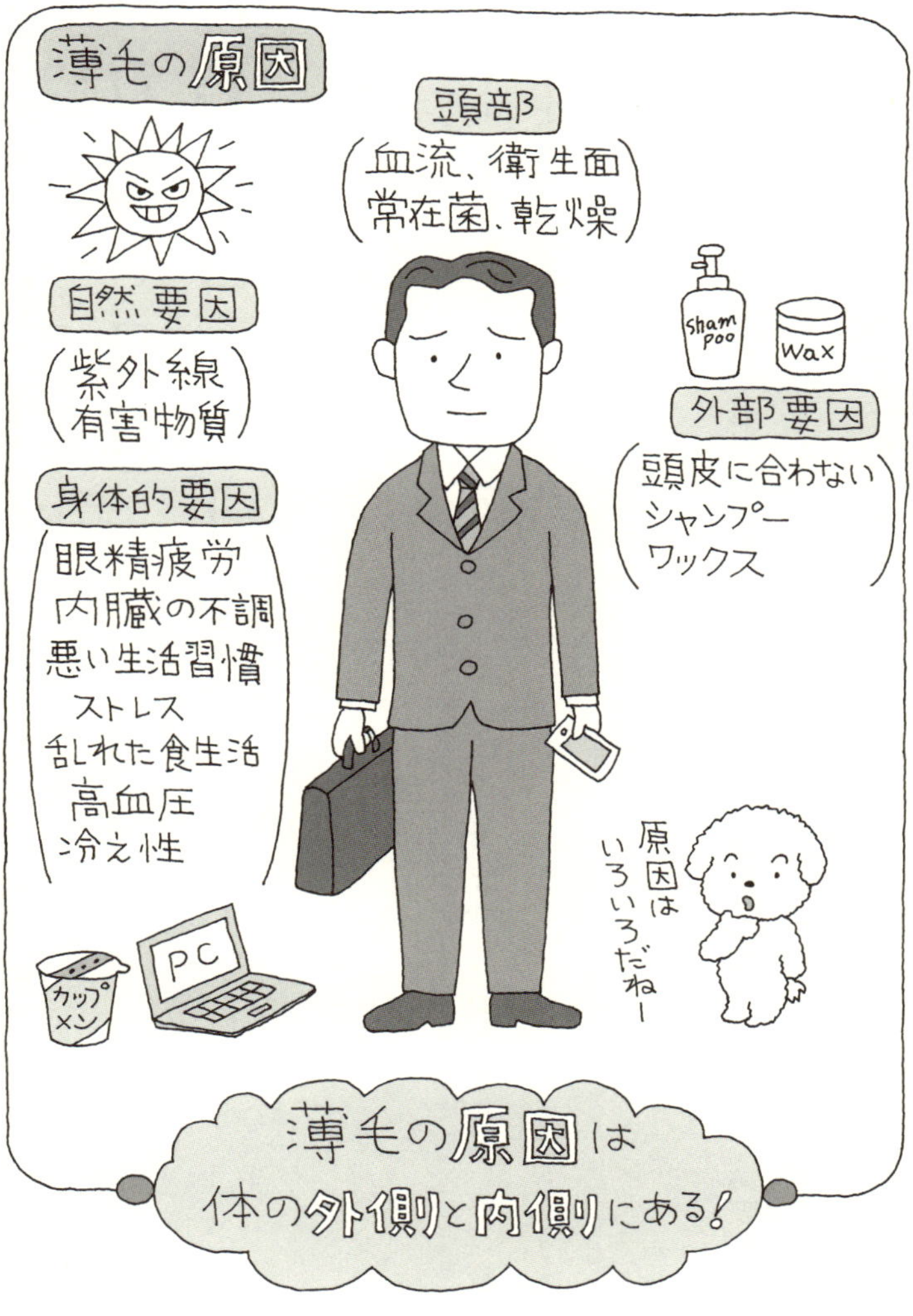
薄毛の原因
頭部
血流、衛生面
常在菌、乾燥
自然要因
紫外線
有害物質
Shampoo
Wax
外部要因
頭皮に合わない
シャンプー
ワックス
身体的要因
眼精疲労
内臓の不調
悪い生活習慣
ストレス
乱れた食生活
高血圧
冷え性
原因はいろいろだねー
PC
カップメン
薄毛の原因は
体の外側と内側にある！

髪は、健康状態のバロメーター。体調が悪いまま髪が増えることはない

そもそも体そのものが健康でなければ、髪は生えてきません。肌は荒れていて、疲れやすく、体がいつもだるいという人が、美髪……というのは、どう考えてもありえないと思います。

私のヘッドスパで髪の毛が生えてきた人の多くは、同時に健康にもなっています。

ですから、髪を増やそうと思うときには、まず体が健康になっていかなければならないということです。

というのも、髪は、人体が生命維持装置だとすると優先順位が低いのです。

炭水化物、タンパク質、脂質といった三大栄養素や、ビタミン・ミネラルという体に必要な栄養素は、人体の生命維持に必要な臓器に優先的にまわされます。髪が増えても病気になってしまっては意味がないからです。

そのため、生命維持と関係ない頭髪は後まわしになってしまいます。栄養が生命維持のための臓器に優先的に使われると、残った栄養素が最後のほうで髪にまわってくるわけです。

髪の毛にまわす栄養素が残っていなければ、髪はつくられないのでどんどん薄毛になっていく、ということになります。

頭皮の色が赤い人は要注意！シャンプーが原因の可能性あり

自分の頭皮の状態を知るには、まず頭皮の色を確認してみましょう。

頭皮の健康状態は、色を見ればわかります。信号機の色の順に健康度がはかれます。**最も元気がよい状態は、青白い頭皮です。黄色だと要注意。赤っぽいと危険信号です。**さらに状態が悪くなると、赤黒いとか茶色といった色に近くなります。

皮膚が赤くなるのは体の外側からの刺激で炎症を起こしている場合と、内臓などを含めた体の内側からのＳＯＳがそうした色となって出てきます。

体の外側からの刺激は、シャンプーが原因であることがほとんどです。炎症が湿疹となって皮膚が赤くなります。

体の内側からの要因によって皮膚が赤くなる現象には２つあって、東洋医学では一つは瘀血《おけつ》、もう一つは陽熱《ようねつ》といいます。

「瘀」とは停滞を意味する言葉で、血の流れが悪かったり、滞ったりしている状態のことをいいます。血液そのものや血管に問題があるため、血が停滞して赤くなって見えるのです。

陽熱は、もともとエネルギーが高く、体温が高めで、血圧も高いという人です。陽熱の人はO字の薄毛になりやすくなります。

頭皮が赤い状態の人は、粉シャンプーや天然成分が入ったシャンプーに変えてみて、まずは炎症を改善するようにします。

それでも頭皮の赤みがよくならない場合は、瘀血や陽熱の状態と考えられるので、食事など生活習慣を通して改善していくことが必要です。

瘀血の人は、にんにくやウコン、かつおやブルーベリーなどの食材がオススメです。

陽熱の人は、イチゴやバナナ、チーズ、豆腐といった食材を意識して摂るといいでしょう。

髪にコシ・ツヤ・ハリを出すにはとにかく「保湿」が大切

頭皮の健康状態は、頭皮の衛生状態と栄養状態で決まってきます。このどちらかが欠けていると、髪の毛が元気になるスピードは落ちていきます。

ではまず頭皮の衛生状態から考えていきましょう。ここでいう衛生状態とは、頭皮の乾燥状態も含みます。

髪質が気になる人は多いと思うのですが、それよりも頭皮の質を気にしたほうがいいですね。

髪質は生まれ持ったものであって大きく変えるのは難しいものの、**頭皮の環境を改善すれば、太く元気な髪を生やすのは十分可能です。**

髪質が細くて柔らかい人はペタッとなりやすいですよね。その場合は、脂を取れば根本が立ち上がってボリュームアップしたような気になりますが、皮脂を過剰に取った頭皮が髪の生える環境かというとそうではありません。

自分が脂っぽいと思っている人もベタつくと思っている人も、まずはやはり保湿系のシャンプーで、保湿された頭皮を目指すことが大切です。

なぜ保湿するのかというと、過剰に分泌している脂を抑えるためです。

すでに述べたように、頭皮を守るために脂が出てくるのですが、それは乾燥しているからです。頭皮が乾燥していなければ、脂で頭皮を守ろうとしなくなるので、脂の分泌が抑えられるのです。

◉皮脂の取りすぎは厳禁！　取れば取るほど増えていく

前述したように、私は昔小鼻の脂をあぶらとり紙でせっせと取っていたことがありました。取るとなくなってしまうので、体はまたどんどん出そうとします。

ところが、化粧水をつけるようにしたら、脂の分泌が収まりました。化粧水で保湿されたので、出る必要がなくなったからでしょう。

ホルモンのバランスが崩れて、間違って脂を出してしまっているだけなので、そこを補うような処置をすれば脂の分泌は抑えられるのです。

頭皮も基本的には同じ構造なので、保湿することで脂が過度に出なくなります。脂が必要以上に出ない状態であれば、皮脂汚れがたまることもなく、毛穴が詰まることもありません。

すると、ハリ・コシ・ツヤのある元気な髪が生えてくる環境が整います。

まずは、ご自身の使用されているシャンプーが、きちんと保湿できるものかチェックしてください。

良質なシャンプーの選び方については、第4章でまとめて解説しますので、そちらを参考にしていただければと思います。

また、粉シャンプーに入っているハトムギ粉は保湿能力にたいへん優れています。「最近なんだか髪が弱々しくなってきた気がする」と不安を抱いている方。髪にコシやハリを取り戻すためのヘアケアとしても使用していただければと思います。

ミネラル不足は、ヘアケアの大敵！

次に頭皮の栄養状態についてみてみましょう。そもそも髪の毛自体はタンパク質でできていますが、つくられる過程ではミネラルが大きな役割を果たしています。ですから、いくらタンパク質をたくさん摂っていてもミネラルが足りていなければ、髪の毛は育ちにくいと考えることができます。

ミネラルとは、地球上に存在する元素のうち、水素、炭素、窒素、酸素を除いたものをいいます。およそ１００種類ある元素の中で、人の体の中に存在し、栄養素として欠かせないことがわかっているミネラルとして、現在16種類（ナトリウム、マグネシウム、リン、イオウ、塩素、カリウム、カルシウム、クロム、マンガン、鉄、コバルト、銅、亜鉛、セレン、モリブデン、ヨウ素）が知られています。

また、その他の微量ミネラルも健康や美容に良い影響を与えることが注目されています。

ミネラルは、私たちの体の臓器や組織を円滑に働かせるためになくてはならない物質です。これが髪をつくるときにも使われているのです。

ミネラルをはじめとする栄養素は、生きる中枢となる心臓からまずは吸収されていき、その次に肺や胃、肝臓といった臓器に回ります。すでに述べたように、まずは生命維持のために必要な臓器、組織から優先的に使われ、髪や爪に行く栄養はそれらの残りが回ってくるのです。よく爪の状態を見れば、栄養状態がわかるといいますね。それは爪が健康な状態なら、他の臓器や組織にも栄養が行きわたっていると考えられるからです。

髪も爪と同じことがいえます。だから、髪にもきちんと行き届くほどの栄養が摂取できていないと、髪は生えてこないということです。

ファストフードやジャンクフードなどの加工食品は、ビタミンやミネラルに乏しい傾向があります。現代人はその意味で栄養不足ぎみなのです。

粉シャンプーなら、体の外側からミネラルを経皮吸収できる

ミネラルを体の内側から摂るのは大前提ですが、現代人の食生活では難しい面があるので、体の外側から補おうというのが、私が開発したシャンプーの考え方です。**皮膚からもミネラルを吸収することができるのです。これを経皮吸収といいます。**

私のお店にJリーガーのお客様がいますが、彼らには使えない育毛剤があります。育毛剤によってはドーピングの規定に抵触する成分が入っているからです。

Jリーグの試合では、ゲームの後、ドーピング検査として両チームから2名ずつ抽選で検尿する選手を出さなければいけないことになっています。ある種の育毛剤を使っていると、その成分が尿から出てくるから尿検査で引っかかるわけです。

これは、頭皮からも成分が吸収されることを意味しています。

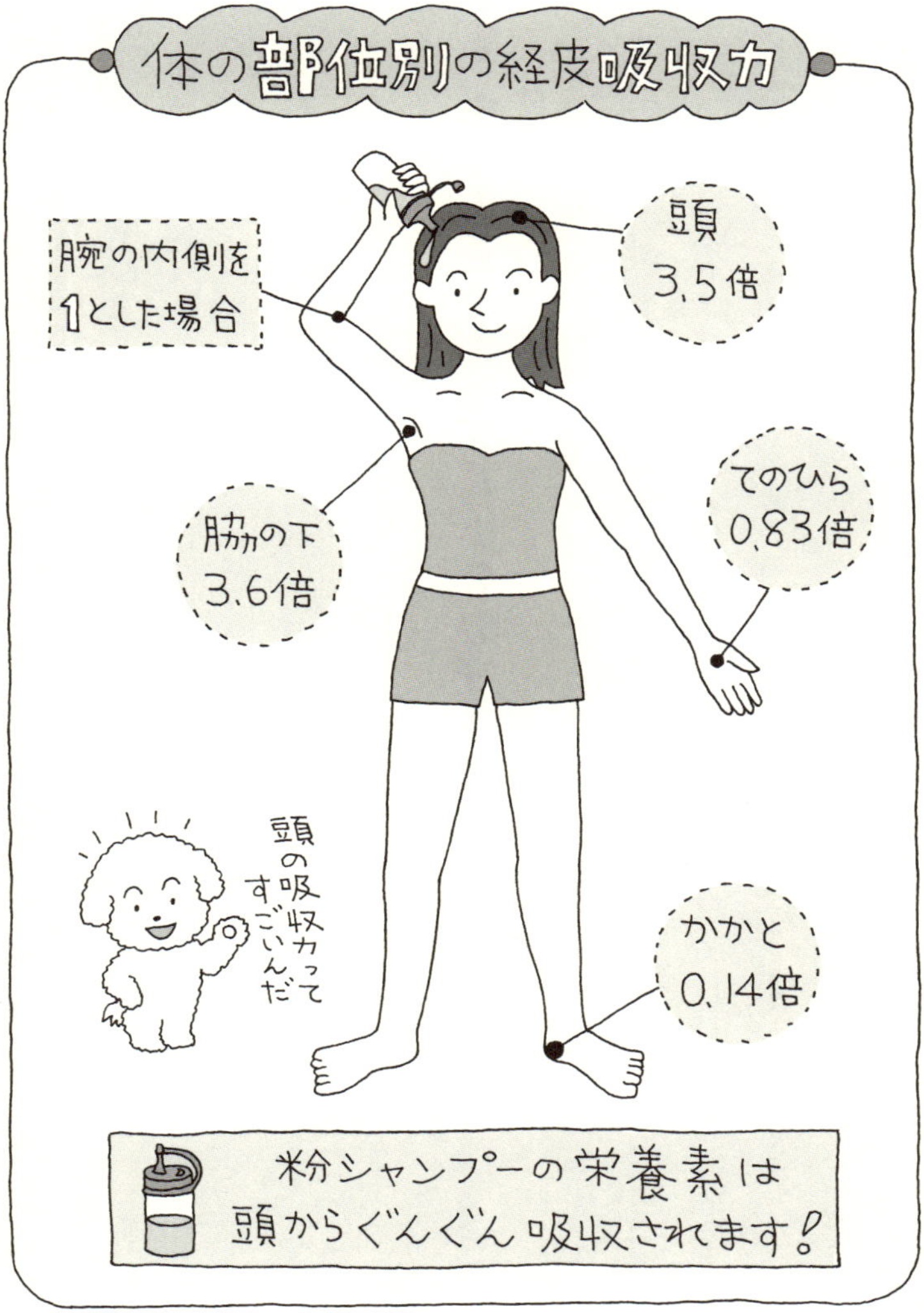
体の部位別の経皮吸収力
腕の内側を1とした場合
頭 3.5倍
脇の下 3.6倍
てのひら 0.83倍
かかと 0.14倍
頭の吸収力ってすごいんだ
粉シャンプーの栄養素は頭からぐんぐん吸収されます！

人間の体というのは、外界の物質を皮膚からも吸収するようにできています。角質層が薄いところほどその吸収率が高くなります。

腕の内側の吸収率を1とした場合の、体の各部位の吸収率は前ページのイラストの通りです。

頭皮は3・5倍の吸収率ですから、吸収しやすい部位といえるでしょう。

◉市販の育毛剤は新しいもの好きなだけ

髪をつくるときには、タンパク質のほかミネラルも使われていますが、大手メーカーの商品では今さらミネラルが大事といっても消費者に響かないので、とくに強調されることはありません。質のいいミネラルを使おうとすると、材料費が高価なうえに消費者に訴えるインパクトが薄いので、それなりのミネラルしか入っていません。

そのせいで、**ミネラルが大事であるという基本のところが忘れられつつあるのが現状です。**

たとえば、風邪をひいたときは、薬を飲むよりも、脱水症状を避けるために水や経口補水液を飲むことが必要です。そこがまず基本として大事なところで、そのうえで病気の期間を短くするために、漢方薬や他の薬を飲むわけです。ミネラルが貧弱なのに、髪がサラサラになる成分が入っているシャンプーを使うことは、病気なのに水分補給せず薬ばかり飲んでいるようなものです。

私のヘッドスパのシャンプーは、質のいいミネラルが吸収しやすい状態で入っています。

私が使っているシャンプーは、人に合う・合わないが分かれる成分は10％程度で、その他90％は本質的に重要かつ、どんな人にも必要な成分を配合しています。

大手メーカーは「ミネラル配合」を打ち出しても地味だということで、新しさを求めて聞いたことのない新しい原料を使ってアピールする傾向があるのです。

水道水の「塩素」は髪の天敵！シャワーヘッドをつけかえて毒素を除去しよう

植物にとって塩分が毒素になることは知られていますが、それと同じように髪の毛にも毒素となるものがいくつかあることがわかっています。

その中でももっとも悪い影響を与えるのが水道水に含まれる塩素です。

シャンプーやリンス、コンディショナーにどんなものを使うのかと同時に、水道水についても考慮が必要です。

日本では、過去にコレラや赤痢といった伝染病が大発生した経験から、水道水は塩素によって消毒されたものになりました。蛇口から出る水に含まれる塩素の量は、1リットル当たり0・1㎎（0・1ｐｐｍ）以上でなければならないと、水道法で決められています。東京都水道局では「おいしさに関する水質目標」を独自に定め、残留塩素濃度を必要最低限の0・1㎎／L以上0・4㎎／L以下としています。

旅行先のホテルや旅館で洗髪したとき、何かいつもと髪質が違うなと感じることはないでしょうか？　それはシャンプーやリンス、コンディショナーの違いもあるかもしれませんが、塩素の量である可能性があります。

水道水は、浄水場から各家庭に運ばれるわけですが、その過程で塩素の量はだんだん減っていきます。しかし、浄水場から遠い地域では途中の中継所で塩素を添加して、塩素濃度が保たれるようになっています。ですから、地下水を水道水に利用しているほんのごく限られた地域の人以外は、塩素の含有量の多い水を使っているわけです。

塩素は水道水の中にいる病原菌などを殺し、消毒するために入れられているもので、0・1㎎／Lの濃度だと1分半で大腸菌が全滅するといわれています。

塩素の入った水道水で毎日シャンプーしていると、頭皮にいる常在菌をも殺してしまうのです。常在菌は頭皮を健康な状態に保ってくれる善玉菌ですから、なるべく生かして頭皮の菌の環境をよい状態にしておく必要があります。

◉シャワーヘッドの交換だけで髪にコシが生まれる

育毛を考えるなら、ぜひとも水道水の塩素を除去することを考えましょう。

難しく考えることはありません。風呂場のシャワーヘッドを塩素除去できるものに取り換えればいいだけです。洗面台で朝シャンする人は、そのシャワーヘッドも交換するといいでしょう。

ホームセンターやインターネットで買える「塩素除去」能力のあるシャワーヘッドを購入して取り換えるだけです。難しい工事は必要なく、誰でも簡単に交換可能です。

いったん設置してしまえば、カートリッジを一定期間で交換するだけで、その間はずっと塩素除去してくれます。

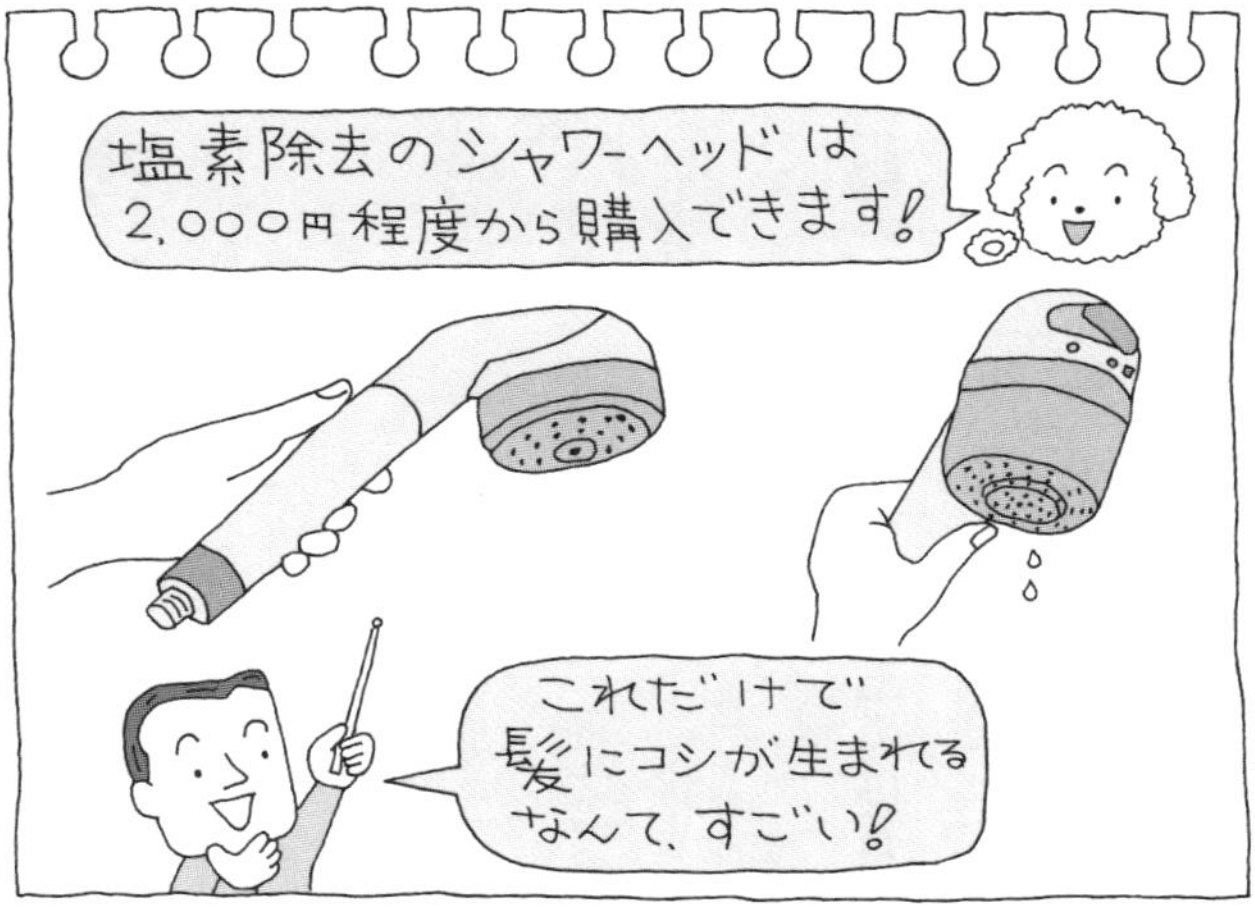
塩素除去のシャワーヘッドは
2,000円程度から購入できます！
これだけで
髪にコシが生まれてる
なんて、すごい！

私のヘッドスパのお客様にも必ず勧めていて、**実行した人からは「髪にコシが出てきた気がする」とか「かゆみがなくなった」という人や、「シャンプーやリンスばかり気にしていましたが、水道水だったのですね！」と効果を実感している人が続出しています。**

私は水道水に含まれている塩素がどれほど髪や頭皮に吸収されているか一目でわかる衝撃的な実験をしたことがあります。興味のある方はＱＲコードからサイトにアクセスしてみてください。

お手元のシャンプーに"合成香料"が入っていたら…

育毛というと、つい何かを加えることばかりを考えがちですが、塩素を除去するように、毒素を取り除くという発想も非常に大事です。
その意味では、シャンプーに含まれる化学合成物質にも気をつけたいものです。

市販のシャンプーや育毛剤には香料と書かれた成分が入っているものがあります。この香料が髪にはよくない成分となります。

漢字で「香料」と書かれているものは化学合成された「合成香料」という意味です。

育毛剤で香料を使っている商品はそれほど多くはありませんが、シャンプーやリンスに関しては香料が入っているものがたくさんあります。

消費者保護の観点から、医薬品や化粧品、衛生商品には使用されている成分を明示する必要がどの国にもあります。

ただし、日本の場合、他の先進国と比べて「これを使うのであれば、明記しなさい」と決められている指定成分は非常に少ないのが現状です。その中でも、合成香料については明記しなければいけないと、薬機法で定められています。

合成香料とは、天然に存在するものではなく、化学的に合成された香料のことを指します。合成香料は安価で香りが持続するというメリットがありますが、強すぎる合成香料が原因で体調不良になる例も報告されており、使用には注意が必要です。

◉合成香料は腎臓や肝臓に負担をかけ薄毛を誘発する

人体は、外界から異物が入ってきたときに、外に出そうとする作用が働きます。

その解毒機能を主に担っているのが、肝臓と腎臓です。

肝臓の解毒作用はみなさんご存じの通り、アルコールを分解したり、他の老廃物を無毒なものに分解したりします。

一方の腎臓は、血液を濾過して老廃物や余分な塩分を尿として体の外へ追い出してくれます。

合成香料の入ったシャンプーやリンスを使用することは、肝臓や腎臓に負担を強いてしまうことになります。

とくに髪に影響があるのは腎臓です。中医学（東洋医学）でも、髪は腎臓と関係が深いといわれています。

腎臓の機能が低下すると、体に必要なタンパク質やミネラルが排出されてしまうことになり、その結果、髪のハリ、コシ、ツヤが失われてしまうのです。

また肝臓の機能の低下も、育毛を考えると軽視できません。

肝臓に負担がかかることによって、代謝が落ち、頭皮が乾燥するという悪影響が出

てしまいます。

合成香料の入ったリンスやシャンプーは、気持ちいい香りがして使用感がとてもいいものです。しかし、知らず知らずのうちに、腎臓や肝臓といった臓器に負担をかけていることも認識しなければなりません。

ご自身の「髪を守る」という観点からはもちろんのこと、「健康を守る」ためにも、合成香料の入った商品の使用はできるかぎり避けたいものです。

自分のカラダで実験！お酒を飲みながら肝臓の数値がA判定に

毒素を取り込まないという意味では、やはり普段の食事も気をつけたいですね。

私自身、お酒はとても好きなのですが、あるとき、肝臓のγ－ＧＴＰ値がずっとＡだったのにＣに近いＢ判定になったことがありました。

私は以前から、こうなったら必ず試そうと思っていたことがありました。

それは、お酒の量を減らしたり、休肝日を設けたりすることなく、市販の化学調味料をできるかぎり排除した生活をすることです。

市販の調味料や人工甘味料の入っているゼロキロカロリー飲料などには化学合成物質が、品質を保持するための保存剤、安定剤として添加されているからです。

◉調味料やドレッシングを手作りする

醤油は天然製法で造ったものに変えました。天然素材だけで造った醤油は、ミネラルや酵母《こうぼ》が多く入っています。酵母というのは生物ですから、コントロールするのが難しく、熟成するのにも時間がかかります。

そこで現代では安く販売するために、効率的に生産できるように化学合成物質を使って、本来最低2年は必要な製造期間を数日程度で造っているといわれています。それが化学合成物質の恩恵によって可能になっているということです。

ドレッシングにしてみても、よく考えてみれば、一度開栓したものが1年間も食べられるということ自体があり得ないことです。

私はドレッシングについては天然素材を使って手作りするようにしました。冷蔵庫で1週間程度しか保存できないので頻繁に作る必要がありますが、それが本来の食習慣だと思います（髪によいドレッシングについては第3章で詳しく述べていますので、参考にしてください）。

◉お酒の飲み方もひと工夫で効果大！

また、お酒に関しても質を変えるようにしました。

たとえば、酎ハイを飲むときには、出来合いのものではなく、生搾りのものにしました。果物をその場で搾って焼酎と混ぜて飲むものです。

あらかじめ果汁が添加されている酎ハイは、合成香料が使われている場合があるからです。

しかし、生搾りの場合は、果汁と焼酎しか入っておらず、合成香料は入っていません。

サワー類は、他にも酸味料やスクラロースといった人工甘味料が入っています。スクラロースとは、砂糖を原料としたノンカロリー人工甘味料です。ノンカロリー飲料に甘みを出すために添加されている合成成分です。

調味料やお酒だけ変え、その他は同じように生活してみた結果、4カ月程度で肝臓の数値はA判定に改善することができました。

私たちの食生活は、こうした合成成分に囲まれています。もちろん、化学物質によってさまざまな恩恵を得ているわけですが、こと髪のことに限ってみると、育毛への悪影響があるといえるでしょう。

またお酒の量については、過度な飲酒は控えたほうがいいでしょう。、休肝日を週に1、2日設けることをオススメします。

アルコールは肝臓で分解されます。このとき肝臓で消費されるのが亜鉛です。亜鉛が不足すると、髪の発育に影響を及ぼします。毎日アルコールを摂取すると体内の亜鉛がずっとアルコール分解のために消費され続けるため、髪へ亜鉛が行きわたらなくなる可能性があるのです。そのため、髪が抜けたり細くなったりします。ですので、お酒好きな方も、定期的に肝臓を休ませてあげてください。

もちろん「分かっているけど、なかなか休肝日をつくれない」という方もいるでしょう。そんな方は調味料やドレッシングにこだわってみてください。

シャワーの水温は37～39℃がベスト。できればドライヤーは使わないように

頭皮への刺激を減らすことも頭皮環境を良くするために大切です。刺激とはいろいろな意味がありますが、まずはシャンプー時の水温とドライヤーについて考えてみましょう。

◉シャンプー時の水温は熱すぎても冷たすぎてもダメ

まずシャンプー時の水温ですが、熱すぎても冷たすぎても頭皮への刺激となります

からよくありません。

私のヘッドスパに来るお客様にシャワーの水温について尋ねると、皮脂をしっかり洗い流す目的で、水温をかなり高めにしている人が多く、とくに男性にその傾向が強いようです。

多くが40～41℃くらいで、人によっては朝に目を覚ます必要もあって42℃のシャワーを浴びているという人もいました。

育毛の観点からすると、40～41℃でも熱すぎます。かといって、36℃以下だと低すぎて余分な皮脂を洗い流すことができず、酸化汚れがたまります。

髪と頭皮に最適な水温は、体温よりちょっとだけ高い37～39℃のお湯です。これなら余分な皮脂をしっかり洗い流すことができ、地肌に刺激を与えることにもなりません。

◉ドライヤーの熱風は頭皮に当てない

次にドライヤーです。

私は基本的にドライヤーの使用をオススメしません。「基本的に」という意味は、頭皮に熱風が当たらないように毛先を乾かす場合には使うこともあるということです。

ドライヤーを使わないのは、熱風が頭皮を乾燥させるのを防ぐためです。

一般的なドライヤーは、５㎝離れた距離で１００～１１０℃程度となるように設定されています。

これほどの熱風を顔面に吹きつけたら、肌はたちまち乾燥してヒリヒリしてくることでしょう。頭皮でもこれと同じことが起こると考えると、熱風が与える悪影響がわかると思います。

シャンプーのあとは、ドライヤーを使わずタオルドライで十分です。

確かに濡れたままにしておくと、雑菌が繁殖することはあるのですが、それは乾かさずにベッドに入った場合です。

タオルドライのあと、ベッドに入らずにしばらく起きていれば、髪の水分はどんどん蒸発していきます。髪の短い男性なら15分、髪の長い女性でも80分もすれば完全に乾くと思います。これぐらいの時間なら雑菌が繁殖することはありません。

もしどうしても使いたい場合は、冷風を使って頭皮への刺激を極力少なくするといいでしょう。

秋の抜け毛は2倍に増える！夏の紫外線をブロックしよう！

頭は私たちの体の中で一番上に位置するため、頭皮は顔の2倍以上の紫外線を浴びているといわれています。

昨今、紫外線による害毒がよく知られるようになり、顔や腕にはせっせと日焼け止めクリームを塗る人でも、頭皮には無頓着な人が多いようです。

紫外線をはじめとする太陽光線によって起こる老化は、光老化と呼ばれています。**驚くべきことに、人の老化の原因として、加齢による老化はたった約20%、光老化は約80%だといわれています。**

つまり紫外線は、加齢による老化よりも、はるかに髪に悪影響を与えていることになります。光老化によって頭皮が老化し、毛穴が縮こまってしまえば、当然髪は生えなくなってしまいます。

また強い日光を浴びると、汗や皮脂が酸化しやすくなり、いま生えている髪の毛だけでなく、これから生えようとしている髪の毛にもダメージを与えます。

◉帽子で紫外線をシャットアウト

紫外線を防ぐには、帽子をかぶる、日傘をさすのが有効です。顔や腕は太陽が低い位置のときに当たる面積が大きくなるため、春先や秋口にもケアすることが大事ですが、頭皮の場合はやはりとくに夏の紫外線に気をつけましょう。夏の紫外線が原因で、秋口の抜け毛は通常の2倍に増えるといわれています。

男性の間では「帽子をかぶると雑菌が繁殖してハゲる」ということが根強く信じられているのですが、毎日シャンプーをして、清潔な帽子をかぶっていれば、それほど雑菌は繁殖しません。それより紫外線を遮断できる効果のほうがよほど大きいと考えてください。

シャンプーで落ちない汚れは、「オイルパック」で根こそぎ落とす

酸化した皮脂の汚れである「酸化汚れ」が脱毛を促すことはすでに述べましたが、この酸化汚れはシャンプーでは落ちません。そこで、頑固なこの酸化汚れを分解して除去するオイルパックを紹介しましょう。

皮脂は頭皮の乾燥を防ぎ、雑菌が繁殖しないように弱酸性に保つ作用がありますが、分泌されてから48時間経つと徐々に酸化が始まり、過酸化物質に変身します。過酸化物質はシャンプーやトリートメントなどの流し残し、汗やほこりと混ざって頭皮や毛穴周辺にこびりついて「酸化汚れ」となります。この酸化汚れはシャンプーではきちんと落とすことができないほど頑固なものなのです。

そこでオイルパックが効果を発揮します。**オイルパックはシャンプーでは取れない酸化汚れを取ることができます**。歯磨きでいうと、毎日歯磨きをしていても歯石はちょっとずつたまります。その歯石を取るのが、髪でいえばオイルパックとなります。

「脂には油をもって溶かす」のが、オイルパックです。

◉オイルパックは天然成分１００％が必須

オイルパックのオイルは、植物性の天然成分１００％のものを使用するようにしてください。たとえば、ホホバオイル、オリーブオイル、ココナッツオイル、セサミオイル、ツバキオイル、アボカドオイルなどです。これらはオイルパックの基盤となるもので、キャリアオイル（直接肌につけられるオイル）といいます。アロママッサージに使われるものですので、アロマショップやネットの通販で購入することができます。

植物由来ですから肌に対する悪影響がありません。なおかつ添加物のない天然成分100％であるため、肌になじみ浸透します。

注意していただきたいのは、食用のオイルは使わないようにすることです。食用油も植物由来ですが、肌に直接つけることを想定しない製法でつくっているからです。

また、肌に優しいとうたわれているベビーオイルも化学的に合成した鉱物油が使われていることがあるので使わないほうがよいと思います。

女性がメイク落としに使うクレンジングオイルも頭皮には不向きです。化粧品の成分を分解するほど強いので、頭皮には刺激が強すぎるからです。

【つくり方】

つくり方はとても簡単です。「キャリアオイル（ホホバオイルやツバキオイル）99％に対し、アロマオイル1％」を容器に入れ、よく振って混ぜ合わせます。容器は粉シャンプーと同じように、100円ショップで売っているようなハチミツやドレッシングを入れる容器がオススメです。

アロマオイルを選ぶときは、成分表がラベルに表示されていて、「○○オイル100%」と書いてあるものにしてください。たとえば、アクセサリーショップや雑貨店で売っているようなアロマオイルは、成分分析表が表示されていないものが多く、こうした商品には添加物が入っているので使用しないでください。

【使い方】

①まず37〜39℃のぬるま湯で髪を濡らす。
②髪を軽めにタオルドライする（オイルをたっぷりなじませるため）
③頭頂部に容器の先端をあて、地肌に直接オイルを塗るように抽出する。使用するキャリアオイルの量はショート15㎖、ミディアム20㎖、ロング25㎖が目安です。アロマオイルの瓶から出る1滴は0・05㎖ですので、ミディアムヘアの方は4滴入れてください。
④2〜3分間、頭皮をマッサージする。手の平を使い、耳の上の頭皮を上に持ち上げるようにして押し上げる。こうしてオイルを頭全体になじませる（マッサージ

のやり方は、133ページ参照）。

⑤マッサージ後、すこし時間をおいてから、2回シャンプーする。

オイルをたっぷり使うと翌日もしっとりして、天然のトリートメントとしても使えます。このしっとり感はシャンプーをすれば元に戻ります。

酸化汚れはそれほどたくさんつくられるわけではないので、オイルパックは毎日行う必要はありません。オイルパックの経験がない人は、まずは週に1回を1カ月ほど行ってみてください。すると、地肌の様子が目に見えて変わり、においもなくなってくるはずです。

慣れてきたら、月に2、3回程度に減らして、それからはこの頻度を守っていくようにしていくとよいでしょう。

ただ夏場にかぎっていうと、酸化汚れができやすい時期ですので、オイルパックは週に1回は行うことをオススメします。

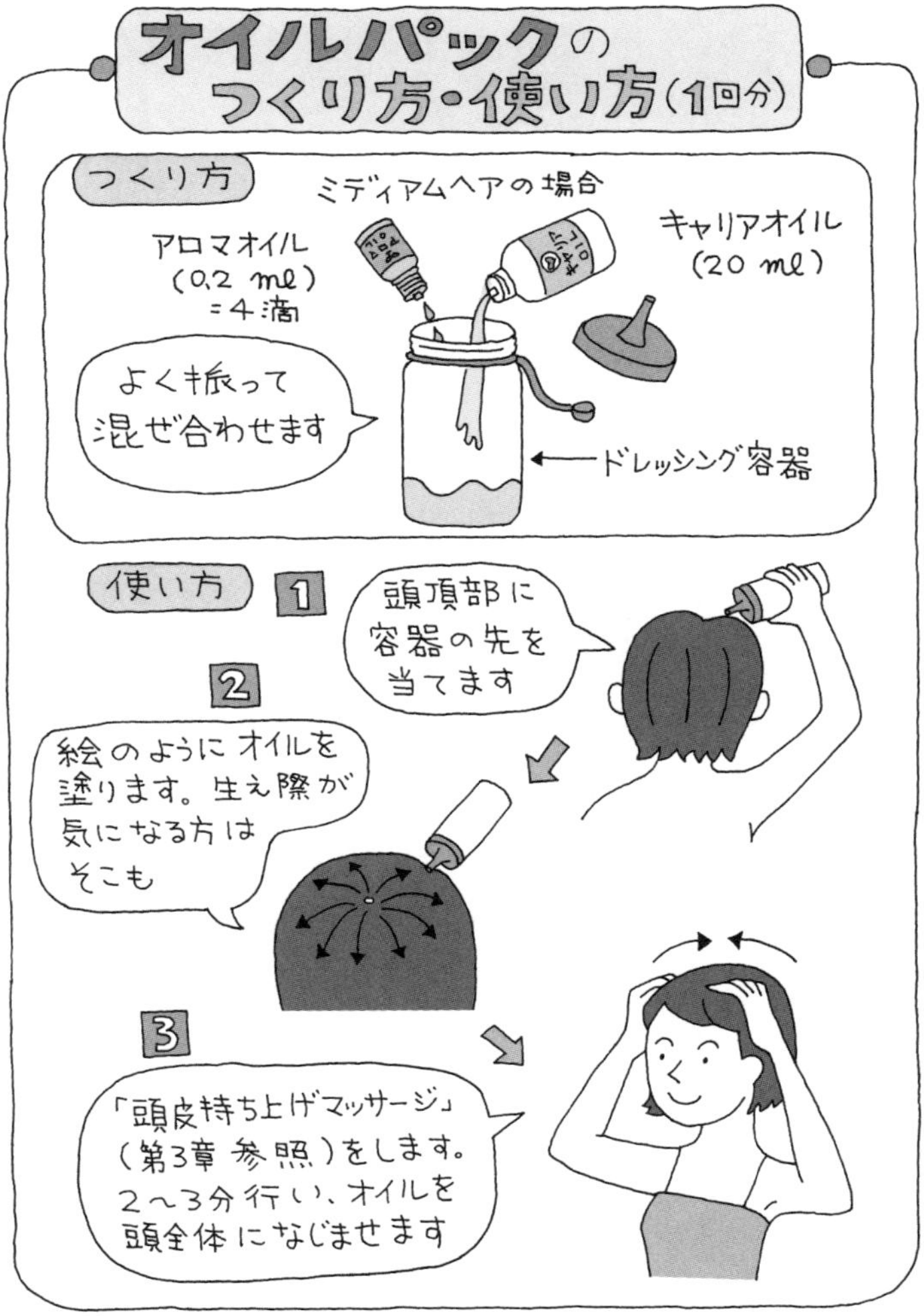
オイルパックのつくり方・使い方（1回分）
つくり方
ミディアムヘアの場合
アロマオイル
（0.2 ml）
＝4滴
キャリアオイル
（20 ml）
よく振って
混ぜ合わせます
ドレッシング容器
使い方
1
頭頂部に
容器の先を
当てます
2
絵のようにオイルを
塗ります。生え際が
気になる方は
そこも
3
「頭皮持ち上げマッサージ」
（第3章 参照）をします。
2〜3分行い、オイルを
頭全体になじませます

ミノキシジルなどの発毛剤では、薄毛の根本的な解決にはならない

市販の育毛剤には、あたかも髪を生やすことに直接作用する成分があるかのように謳《うた》っている商品がありますが、そういった成分はまだ発見されていません。

有名な育毛液に含まれているミノキシジルは発毛を助ける成分といえます。

ミノキシジルは本来、高血圧の薬として使用されてきたものでした。血管を拡張する作用があるので、飲めば血圧を下げることができます。もともと血圧降下剤として用いられていたのですが、髪が生えてくるという副作用が見られるようになり、その結果育毛液として商品化されたのです。

髪をつくるための養分は血液によって運ばれてきますから、血管が拡張して養分が

行きわたりやすくなった結果、発毛にも効果があったと考えられています。

つまりこれは、薬によって強引に髪が生えてくる環境を整えたにすぎません。頭皮の血管が細い（血行が悪い）というそもそもの原因を改善してくれるものではないということです。

「ミノキシジル」とともに有名な「フィナステリド」も同じです。

フィナステリドは、そもそも前立腺肥大の治療に使われていた薬です。ところが、「5αリダクターゼ」というＡＧＡ（男性型脱毛）の原因であるホルモンを抑制することがわかり、抜け毛予防に使われるようになったのです。

フィナステリドも髪の毛を増やす効果はなく、あくまでも「抜け毛の予防」です。

一般的なスキンケア用品は「薬機法」により、「医薬品」「医薬部外品」「化粧品」のどれかに分類され、効果・効能の範囲が明確に分かれています。

「医薬品」とは、病気の「治療」を目的とした薬のことで、厚生労働省より配合されている有効成分の効果が認められたものです。

ミノキシジルを使用している有名な育毛液は医薬品で、その場合、「発毛」という言葉を使うことができるので「発毛剤」を謳っています。医薬部外品だと「発毛」という言葉は使えず、「育毛」「浸透」「殺菌」という言葉になり、化粧品だとこれらの言葉も使うことができず、「健やかに保つ」「潤いを与える」などという言葉しか使えないことになっています。何として登録するかによって呼び名も変わってくるわけです。

ですから「発毛剤」と謳っていても、発毛そのものを可能にする薬ではないということを知っておいていただきたいと思います。

◉柿の葉やクレソンは血管そのものを太くする

柿の葉やクレソンの入った育毛粉シャンプーの考え方は、漢方のそれに近いといえるでしょう。そもそもの原因のほうにまで働いて、結果的に血管が太くなるという考えです。

漢方は体内でどのように成分が働いて体に変化をもたらすのかという科学的なメカニズムはいまだに解明されていませんが、経験的な裏付けがあるため認められており、健康保険も適用されています。

発毛、育毛の考え方としては、西洋医学的な考えと東洋医学的な考えで、やることの違いが出てきます。西洋医学の考えになじんでいる人は、何か発毛にダイレクトに効くものを求める傾向がありますが、東洋医学の考え方でいけば、薄毛になっている体質を改善することを志向するという違いがあります。

私のヘッドスパ「プーラ」では、数カ月をかけて発毛を実感してもらうという目的で展開しています。真面目にできる人であれば、４カ月も経てば変わる可能性はあります。

考えてみれば夜に何か発毛剤を振りかけて、朝になって生えていたらそれはそれでちょっと怖くありませんか。根本的に髪を増やすには、やはり体の中から改善していくことを考えるのが自然だと思います。

毛穴が残っているかぎり、だれでも髪を生やすことができる！

テレビ番組でお笑い芸人が、「毛根が死んでる！」などと言っていることがありますよね。毛根が死ぬかどうかはまだよくわかっていませんが、毛穴がふさがってなくなってしまうことが、特に男性の場合にはあります。

毛穴から毛が生えていない状態が長く続くと、毛穴が表皮で埋まってしまうのです。そうなると、髪の毛は生えてこなくなってしまいます。

毛穴が埋まるのは、さまざまな要因があります。頭皮が硬いと毛穴はどんどん収縮していってしまいます。また、皮脂汚れなどで詰まることもあります。

ところが、それは男性だけで、女性はホルモンの関係で、毛穴が埋まりにくいことがわかっています。だから薄毛は女性のほうが回復しやすいといえます。

実際、先日70代の女性のお客様で「本当に生えてきたんです！」と喜んで電話をかけてくださった方がいました。

逆にいえば、毛穴がふさがらないかぎり、髪は生えてきます。毛穴がふさがっているかどうかは、肉眼では判別がつきませんから、マイクロスコープという器具を使います。

マイクロスコープは頭皮の状態を拡大して見ることができる装置で、よく頭皮にペン状のものを当ててモニターで見る様子がテレビでも見られますが、あれがマイクロスコープです。

ですから、肉眼で見て毛穴がふさがっているように見えても、マイクロスコープレベルで見てみると、残っているということがあり得ます。マイクロスコープでも見えないくらい小さい毛穴でも復活するケースもあります。だから、何歳になっても髪が増える可能性はあるということですから、あきらめないでほしいと切に思います。

第3章

薄毛タイプ別！育毛マッサージ＆食事法を教えます

どんな薄毛にも効く、万能型マッサージ法！

髪の毛が抜けるのを防いだり、生えてくるのを促したり、また太くしたりするためには、体の内側からと外側からの両方からケアしていくことが大事なのが、前章までの話でおわかりいただけたことと思います。

本章ではさらに外側からのケアとしてマッサージやウォーキング、内側からのケアとして食事法について取り上げたいと思います。育毛粉シャンプーと組み合わせることで、効果は倍増します！

まずはマッサージです。

薄毛の人はほぼ１００％頭皮がこり固まっています。ほぐしてやわらかくすることで、髪が生えて育ち、抜けてはまた生えてくるという正常なサイクルが確立されるようになります。

頭には大きな筋肉が4つあります。前頭筋、両側の側頭筋、後頭筋です。この4つの筋肉で、腱膜《けんまく》や筋膜《きんまく》を含めた頭皮の柔軟性を保っています。精神的な疲れや緊張、眼の酷使などで疲労がたまると、筋肉がこわばったままの時間が長くなり、しだいに頭皮の柔軟性が失われていくのです。

頭皮が固くなると、血流が悪くなります。髪の毛をつくる栄養は血液を通して毛母細胞に届けられるので、血流が悪くなれば当然、栄養が行き届かなくなります。すると、元気な髪が育ちにくい環境となってしまうのです。

頭皮をやわらかくする意味で大変有効なのが、マッサージです。頭皮をやわらかくすることはどの薄毛タイプにもよい影響がありますから、万能型のマッサージといえます。以下に3つの方法を紹介しますので、ぜひ試してみてください。

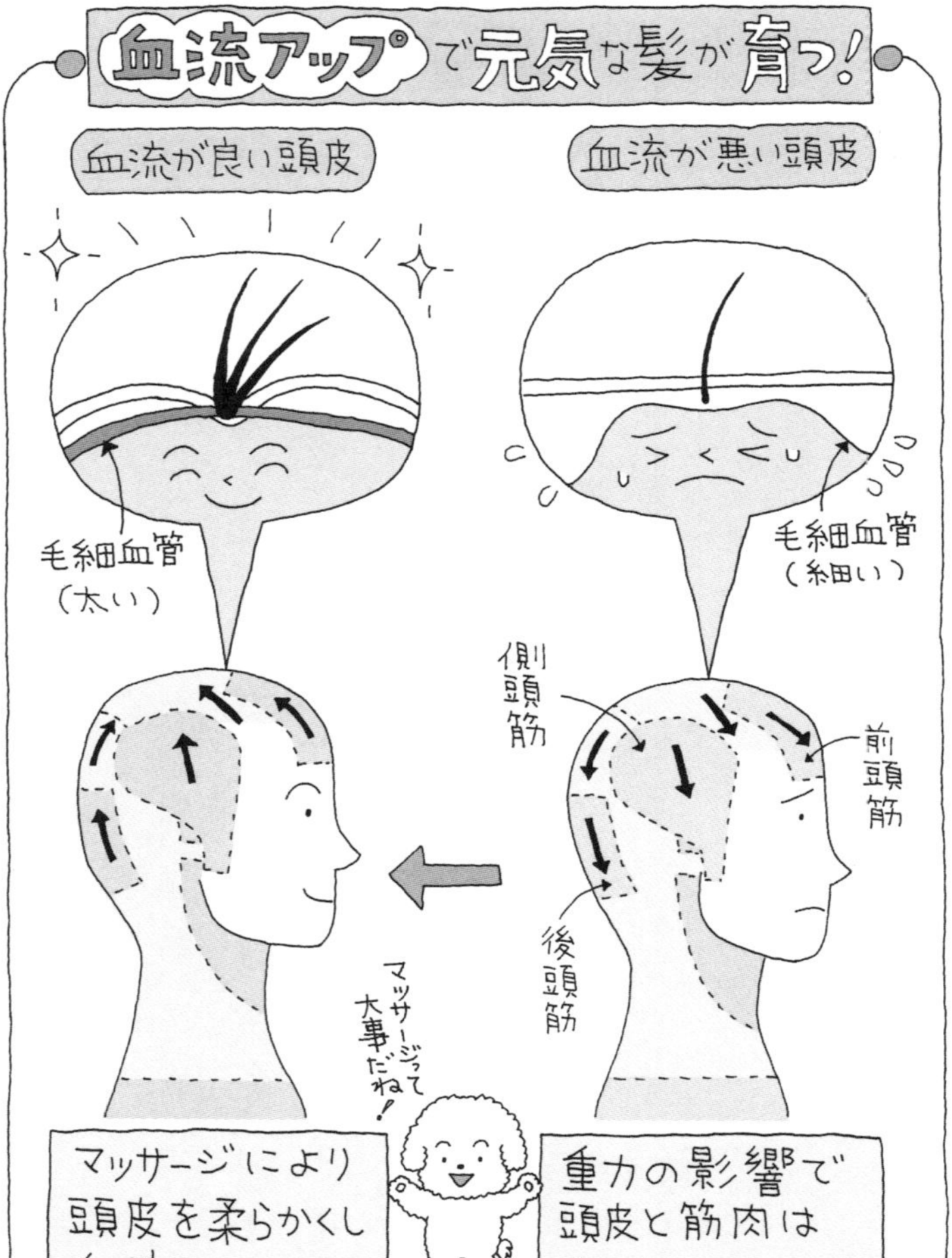
血流アップで元気な髪が育つ!
血流が良い頭皮
血流が悪い頭皮
毛細血管
(太い)
毛細血管
(細い)
側頭筋
前頭筋
後頭筋
マッサージって大事だね!
マッサージにより
頭皮を柔らかくし
血流アップ!
重力の影響で
頭皮と筋肉は
固くなる

【頭皮持ち上げマッサージ】

頭頂部をほぐすには、まず耳の上の部分の頭皮をゆるめることが必要です。そうしないと、萎縮した頭皮に頭頂部が引っ張られ続けてしまうからです。それを改善するためには次のようなマッサージをします。

①両手のひらのつけ根にあるふくらみを、耳の上の頭皮に押し当てる
②両手を上に押し上げて、頭皮を持ち上げるのを4～5回繰り返す

【耳引っ張り回し】

耳周辺の緊張をほぐすマッサージとして、耳を引っ張って回す方法があります。このマッサージをすると簡単に頭皮もやわらかくなり、他のマッサージの効果を高めます。

①親指と人差し指で耳の中心をつまむ
②円を描くように耳を軽く引っ張りながら、前から後ろに5回、回す
③反対に後ろから前に5回、回す

これを1回につき3セット行います。

【眼球回し】

眼精疲労は薄毛を誘発しますから、疲れのたまった目のまわりの筋肉（眼輪筋《がんりんきん》）をほぐすことで頭皮もゆるめます。デスクに座ったままの状態で、たった1分程度のスキマ時間にもできる眼球マッサージです。

①顔を動かさないで眼球だけ思い切り上を見る

②上を向いた状態で7秒キープする

③次に右、下、左の順にそれぞれ7秒キープする

④反対回りに上、左、下、右の順にそれぞれ7秒キープする

万能型マッサージはタイミングや回数に決まりはありませんので、いつでも気がついたときに何度でも行ってください。それぞれ1日1回は最低行いたいですね。

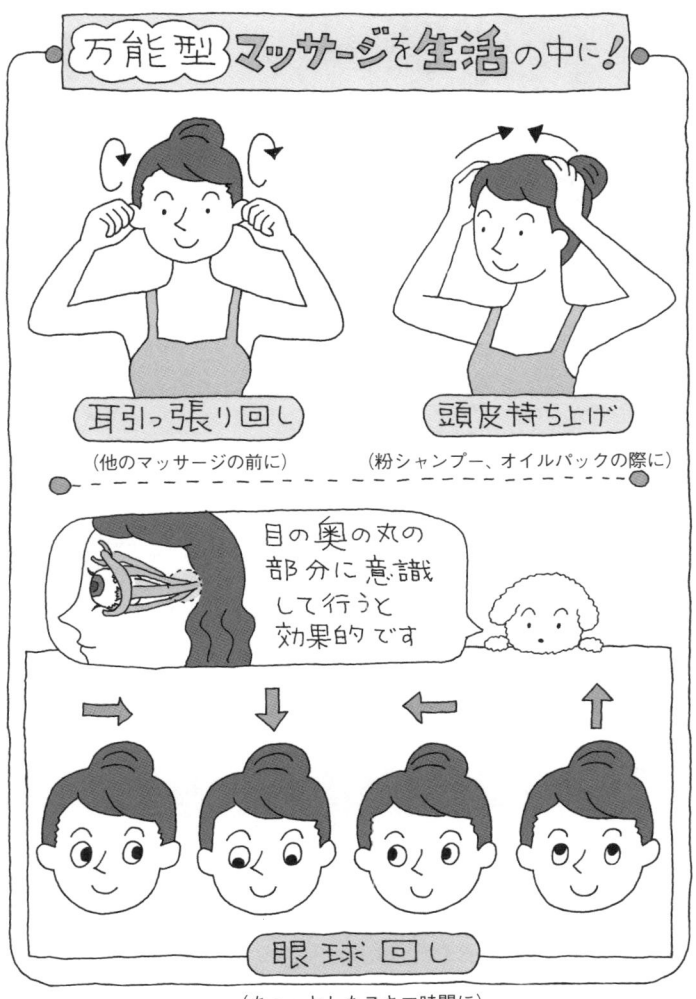

目の奥の丸の部分に意識して行うと効果的です

(ちょっとしたスキマ時間に)

4つの薄毛タイプ別マッサージで、育毛効果をアップさせよう！

薄毛タイプ別に原因も少しずつ異なりますので、有効なマッサージも違いが出てきます。ご自身のタイプに当てはまるマッサージも行うとさらに効果は倍増します。

【O字タイプ】

①高血圧を改善する「小指の爪もみ」

手の小指の爪の両脇を反対の手の親指と人差し指ではさんで10秒ほどもみます。

②血液をきれいにする「太衝《たいしょう》押し」

足の甲の第一指（親指）と第二指の間を足首に向かってたどっていき、2本の骨が接するV字の根元にあるのが「太衝」です。ここを足指に向かって押し上げます。

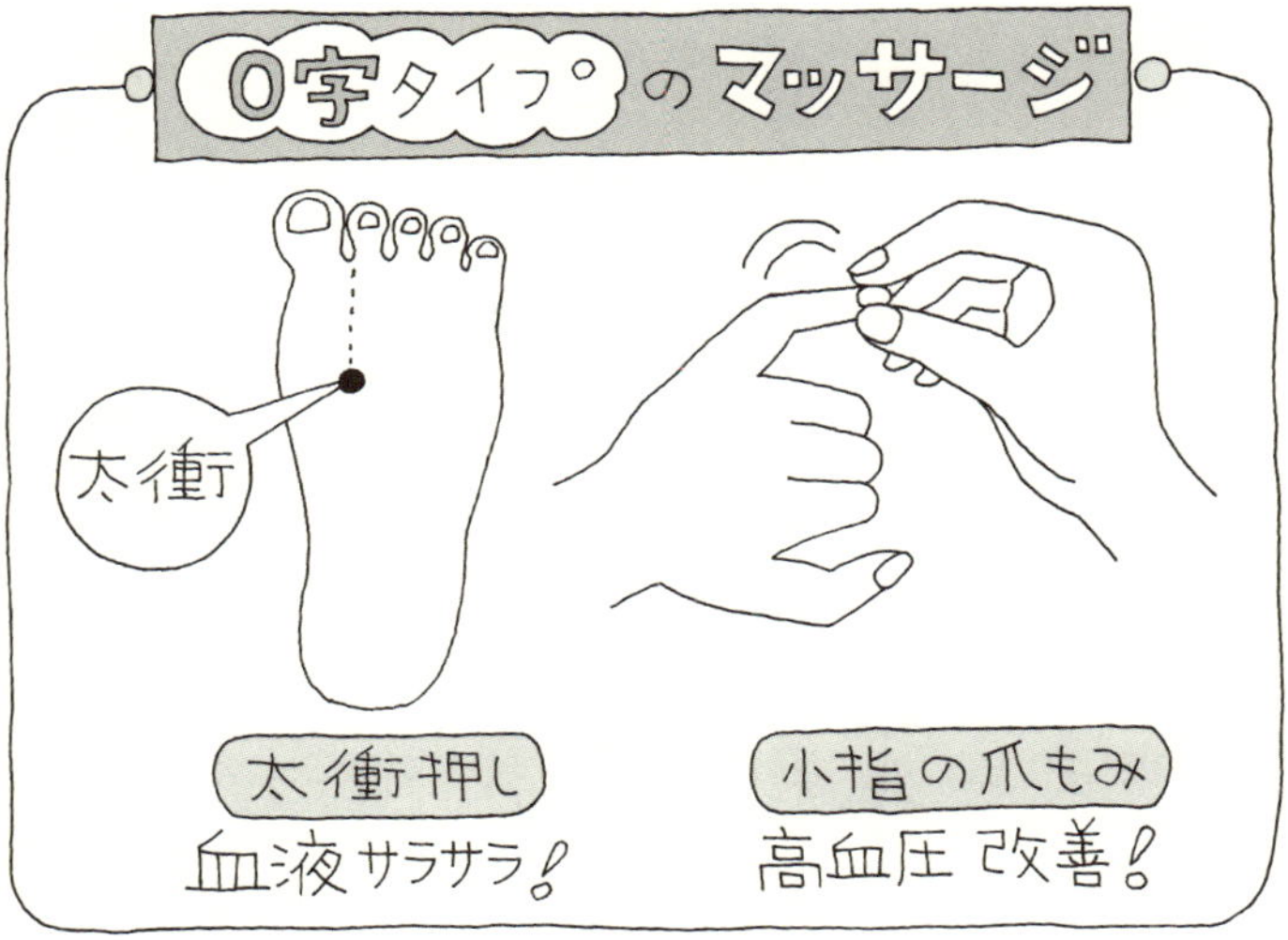

各薄毛タイプ別のマッサージは、
仕事や家事中のスキマ時間に、
さっとできるものばかりです。
こちらも「1日何回」という決まりはありませんが、
気がついたときに、3〜5回もできれば十分。
クセにすれば、育毛効果がアップします！

【M字・A字タイプ】

①目のまわりの疲れをほぐす「まゆ毛つかみ」

目のまわりは眼精疲労に有効なツボがたくさんあります。そうしたツボを一気に刺激できるのが「まゆ毛つかみ」です。

1．まぶたや目頭の部分に親指を当てる

2．人差し指をまゆ毛の上からそえて、親指とでまゆ毛を挟むようにつまむ

3．目頭から目尻まで2～3秒かけて到達するペースでつまんでいく

②目の筋肉のコリをほぐす「毛様体筋《もうようたいきん》トレーニング」

目の前側の上下にある筋肉を「毛様体筋」といいます。遠くのものと近くのものを交互に見ることで、遠近のピント調整がスムーズになり、眼精疲労が改善します。無理に目を動かさず、次ページの毛様体筋のイラストの位置を意識するだけで効果が期待できます。

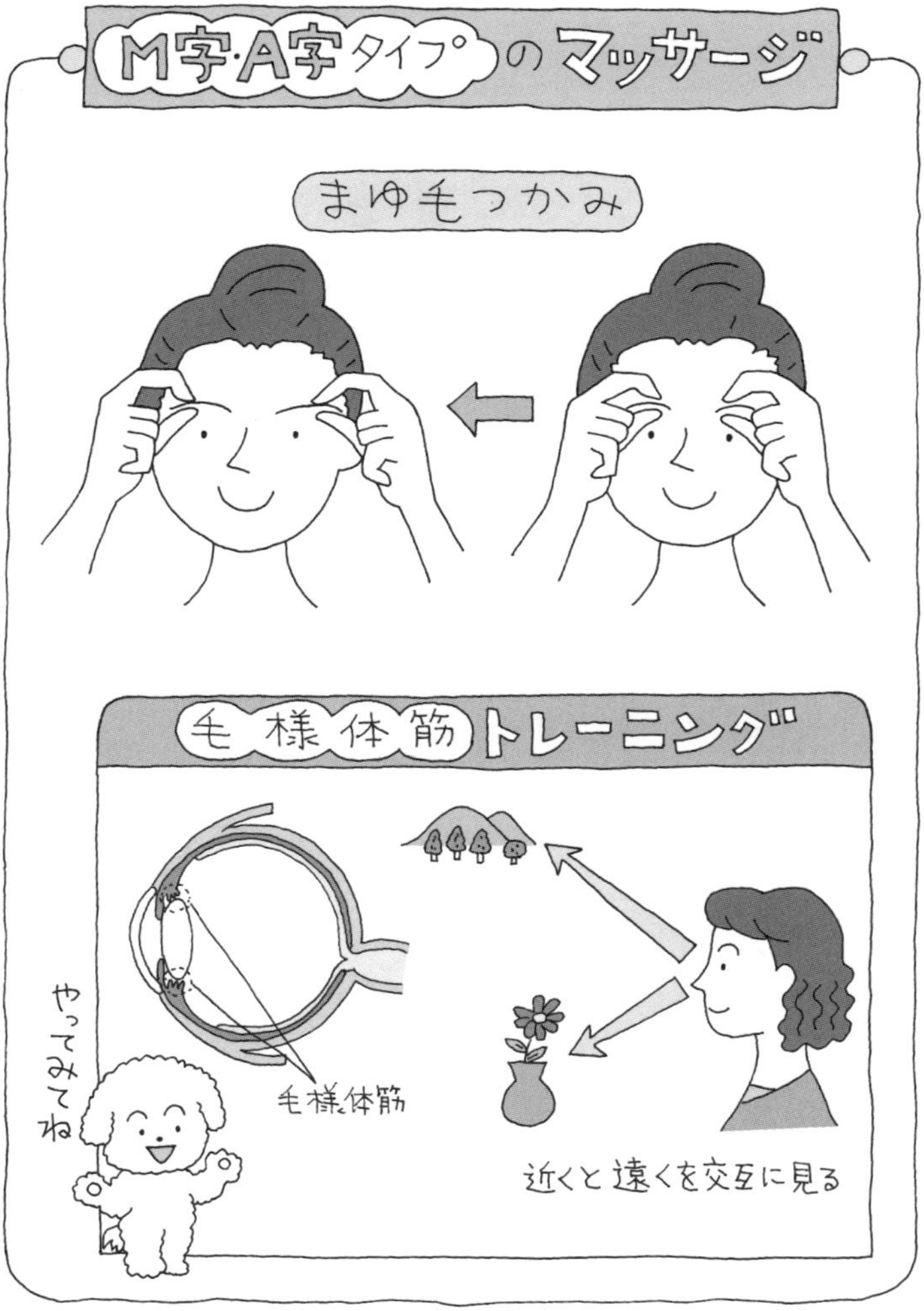
M字・A字タイプのマッサージ
まゆ毛つかみ
毛様体筋トレーニング
やってみてね
毛様体筋
近くと遠くを交互に見る

【全体タイプ・分け目タイプ】

①生命力を高めるツボ「湧泉《ゆうせん》押し」

足の裏の第2指を下にたどっていき、くぼんだところが「湧泉」です。東洋医学でいう腎経《じんけい》という経絡《けいらく》の巡りを促し、生命力をアップさせるツボです。手の親指をこのツボに押し当て、足指のほうに向かって押し上げます。

②頭皮の血行を促進する「百会《ひゃくえ》押し」

左右の耳から頭頂部に向かって進んだ線の中心部分が「百会」です。ここを両手の中指の腹で、頭の中心に向かって押しましょう。

全体タイプや分け目タイプの方は、とくに腎臓が弱っていて、血行が悪くなっている傾向にあります。

百会押しは、頭部の血行をよくします。湧泉押しは、全身の血行をよくします。食事でバランスよく栄養を摂取しているのに、まだ育毛を実現できていない方。血行をよくするため、1日1分ほど百会や湧泉を押すのを習慣づけてみてください。

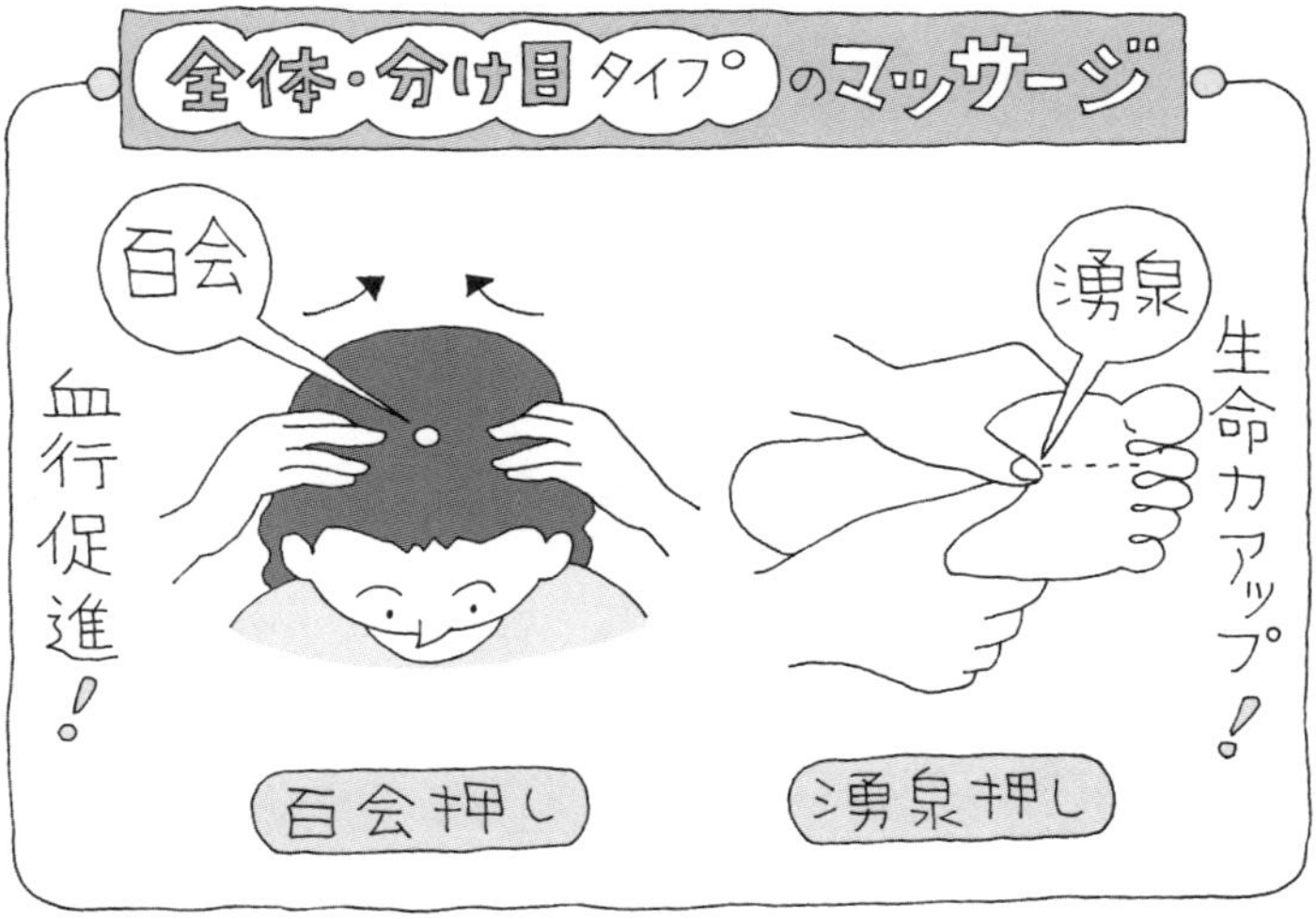

湧泉押しは、仕事中のデスクなどで、
ゴルフボールをコロコロ転がして踏むだけでも効果的です。
百会押しは、つむじにたくさんの汗をかく人に、とくにオススメ。
頭部にたまっていた熱が抜けていきます。
シャンプーの際に意識してマッサージしましょう！

【耳まわりタイプ】

①首のコリをほぐす「スロー首回し」

首には神経の束が通っていて、周辺の筋肉がこわばるとこれらの神経が圧迫されます。1周15秒ほどかけてゆっくりと首を回すことで、首まわりの筋肉がほぐれ、神経の圧迫も緩和されます。

②背中と首をほぐす「鎖骨押さえ肩回し」

スマホやパソコンを使うときには前かがみになりがちです。前かがみでいる時間が長く続くと、背中とそこにつながる首の筋肉がこり固まります。ときどき肩を回して、背中から首にかけての筋肉をほぐしましょう。

両手の指を鎖骨の上に軽くのせ、ヒジがなるべく耳のそばを通るように後ろに5回、前に5回、回します。

「万能マッサージ」に加え、「タイプ別マッサージ」も一緒に行って、健康な髪がどんどん生えてくる頭皮環境を実現しましょう！

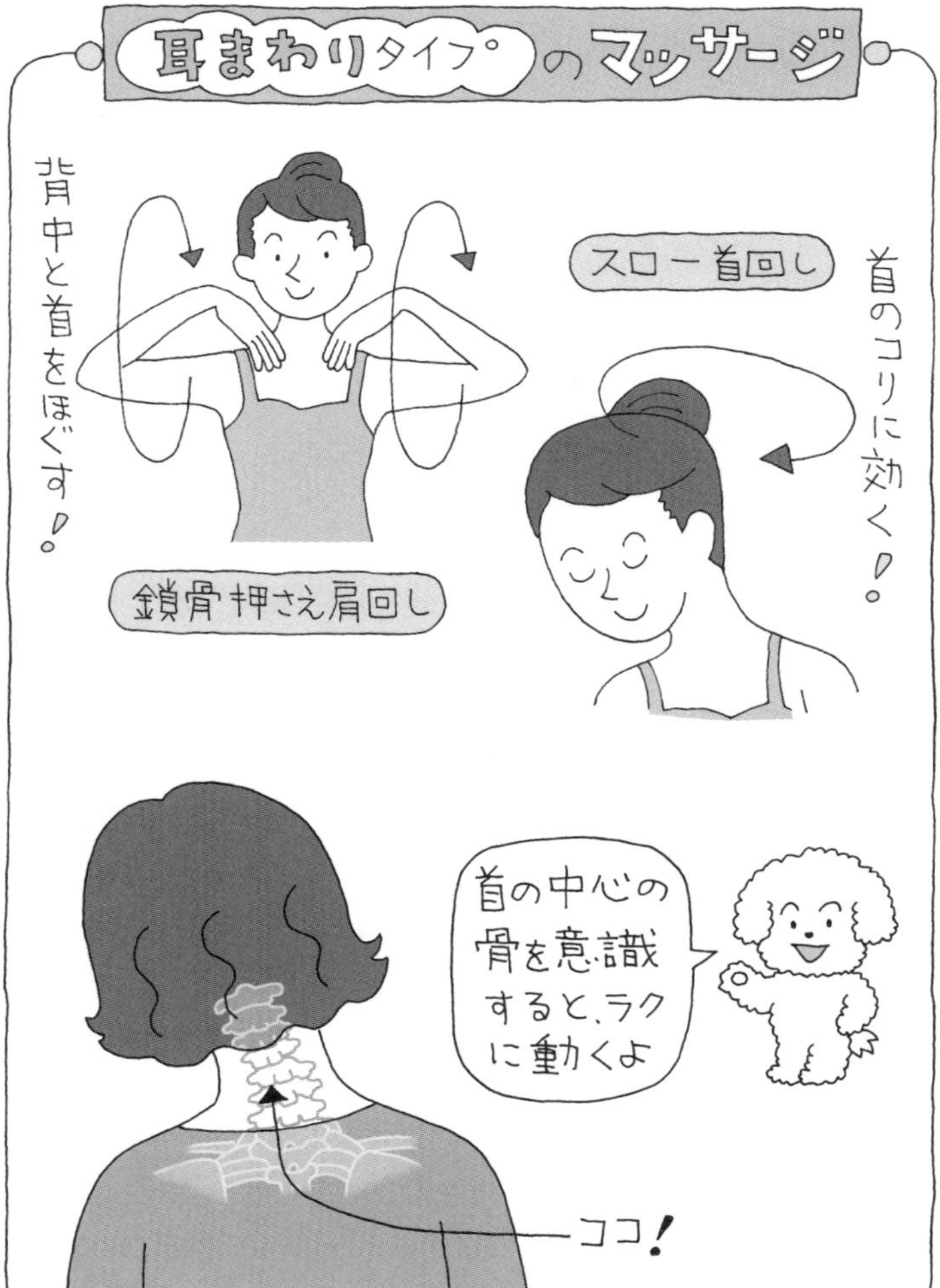
耳まわりタイプのマッサージ
背中と首をほぐす！
鎖骨押さえ肩回し
スロー首回し
首のコリに効く！
首の中心の骨を意識すると、ラクに動くよ
ココ！

「大腰筋ウォーキング」で美髪と健康を手にしよう

ウォーキングでも髪に元気を与えられます。

髪は東洋医学では腎経という経絡と密接な関係があるといわれています。腎経の流れをよくすると、髪にも好影響があります。

腎経は腎臓をはじめとして、膀胱・骨・歯・目・内分泌腺・生殖器・自律神経・毛髪が関係する器官となっていて、全身に精気を与える経絡なのです。

その腎経に働きかけるのが大腰筋です。大腰筋は股関節から肺のほうに向かってみぞおちまで伸びている、体の内側にある筋肉です。**この大腰筋を刺激することで、腎経の流れを改善し、髪に元気を与えることができます。**

大腰筋を刺激するのに一番よい方法は、ウォーキングです。

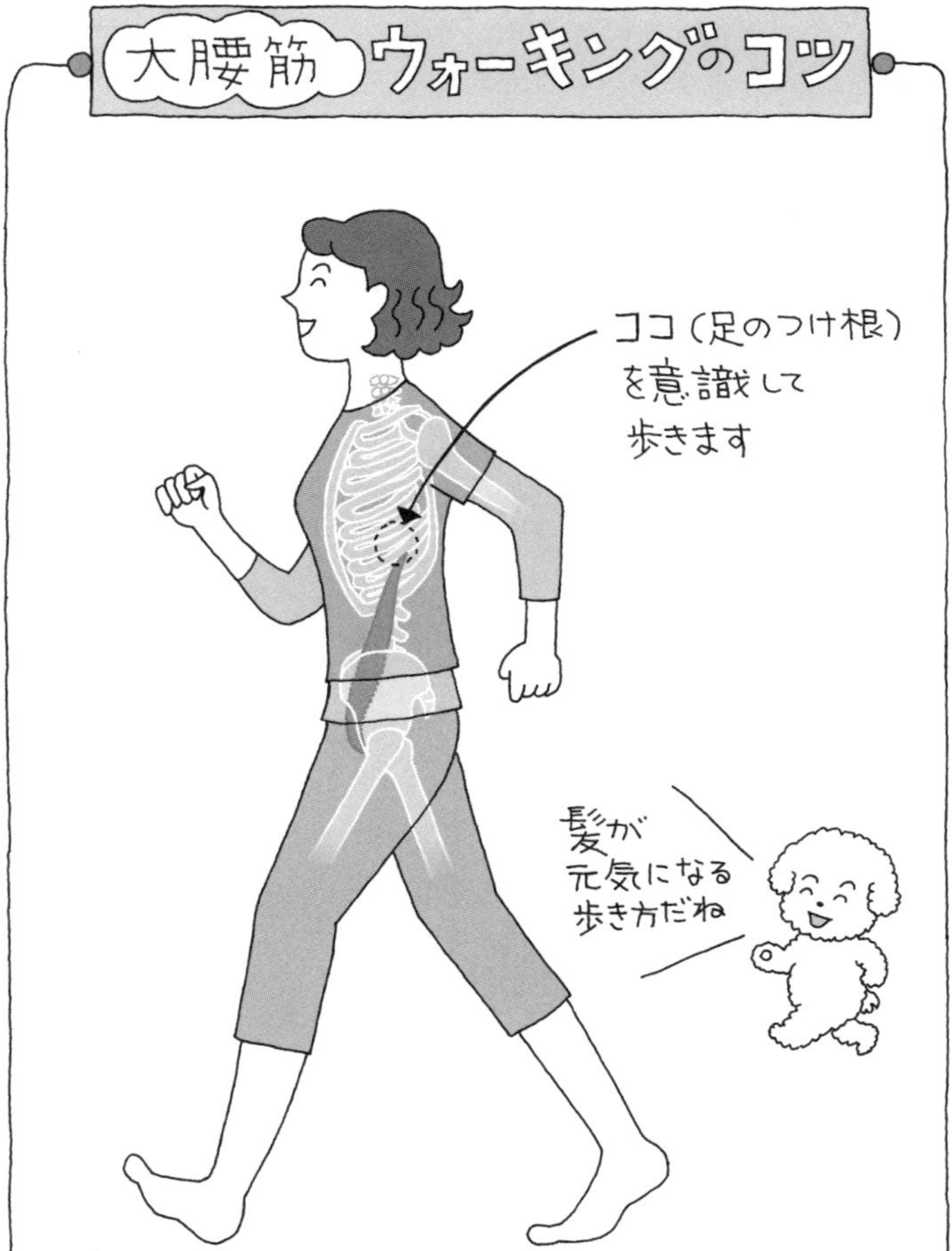
大腰筋ウォーキングのコツ
ココ（足のつけ根）を意識して歩きます
髪が元気になる歩き方だね

実は足のつけ根は股関節部分ではなく、大腰筋の上部の端であるみぞおち部分なのです。ですからこの大腰筋を動かすために、みぞおちの高さから動かすイメージで一歩を踏み出すのが大腰筋ウォーキングです。

すると、自然と一歩が大きくなり、上半身も多少ひねるような歩き方になります。すると、みぞおち部分から伸びている大腰筋を効果的に刺激することができるのです。ウォーキングのピッチを上げると全身の血行もよくなり、さらに髪へよい影響を与えられます。

体を大きく動かして歩くので、骨盤のゆがみも矯正され、背筋がピンと伸びて、姿勢もよくなります。姿勢がよくなると、体は疲れにくくなります。大腰筋などインナーマッスルが鍛えられると体幹が強くなりますから、腰痛の改善や予防もできるので、いいことずくめです。

大腰筋ウォーキングで髪の艶やかさと、体全体の健康を同時に手に入れましょう。

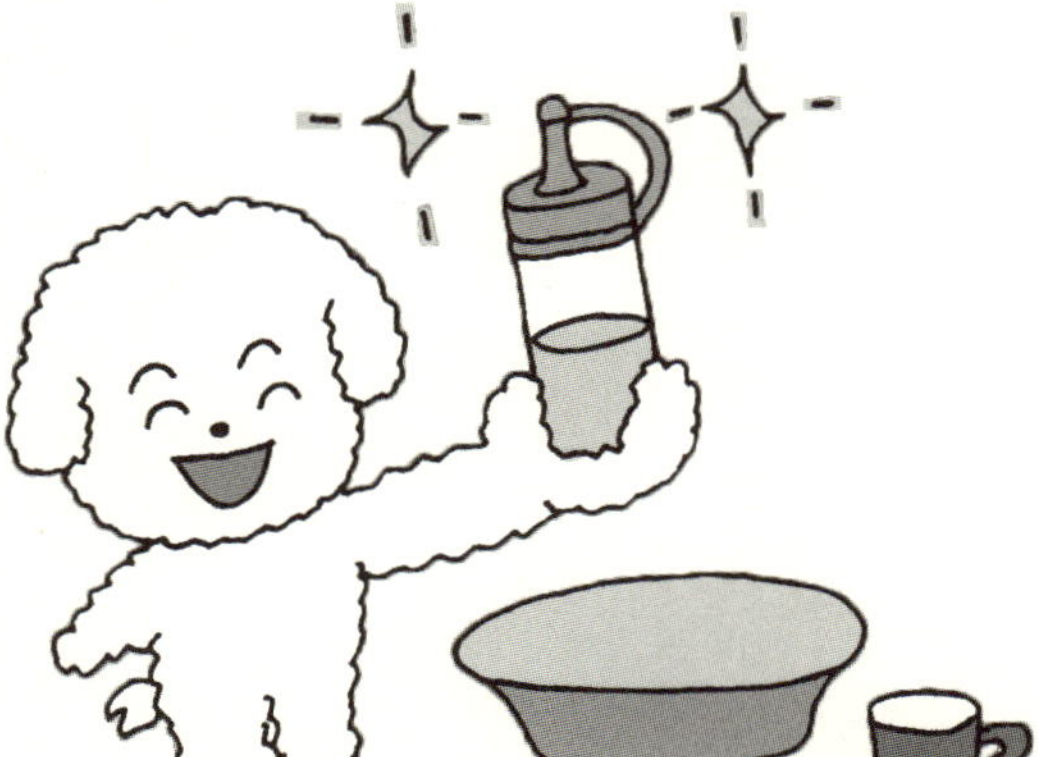

髪に必要な栄養を手間なく摂れるオリジナルベジブロス

健康で元気な髪の毛が生えてくるのにミネラル・ビタミンは欠かせませんが、毎日、何種類もの野菜や果物を摂るのは大変です。

そこで最近、手間いらずでミネラル・ビタミンが摂取できる「ベジブロス」が話題になっています。

ベジブロスとは、大きな鍋に4、5種類の野菜を入れて煮出し、「野菜のダシ」を取るものです。野菜は加熱したときにビタミンやミネラルが煮汁に溶け出すので、そのダシ汁をさまざまな料理に使うことで、栄養を効率的に、余すところなく摂ることができます。

野菜を大きめの鍋で10分煮て、余熱がとれたら冷蔵庫に入れます。この段階で調味料を入れると、腐敗が早まってしまうので何も入れません。

鍋ごと冷蔵庫に入れておいて、使うときにお玉で取って使います。そこへカレー粉を入れればカレーに、味噌を入れれば味噌汁に、コンソメを入れればコンソメスープになります。冷蔵庫で1週間保存できるので、毎回大鍋から取り出してさまざまな汁物に変身させて食べることができます。

アレンジを加えられるので、飽きずに味の違いを楽しみながら食べて健康になれます。

【つくり方】
〈材料〉キャベツ4分の1個／ブロッコリー1個／ニンジン2、3本／トマト2、3個／干しナツメ4個
キャベツは葉を食べやすいサイズにちぎり、ブロッコリーは茎を残しつつ一口大に切り分けます。ニンジンはヘタを切り落として皮付きのまま輪切りにし、トマトはヘタを取ってくし型に切ります。

大きめの鍋を用意し、具材がつかるだけのミネラルウォーターを注ぎます。強火にかけて沸騰させ、そこへ材料をすべて一緒に入れて煮ます。15分ほど煮込めばベジブロスの完成です。

［ベジブロスの入れる野菜］

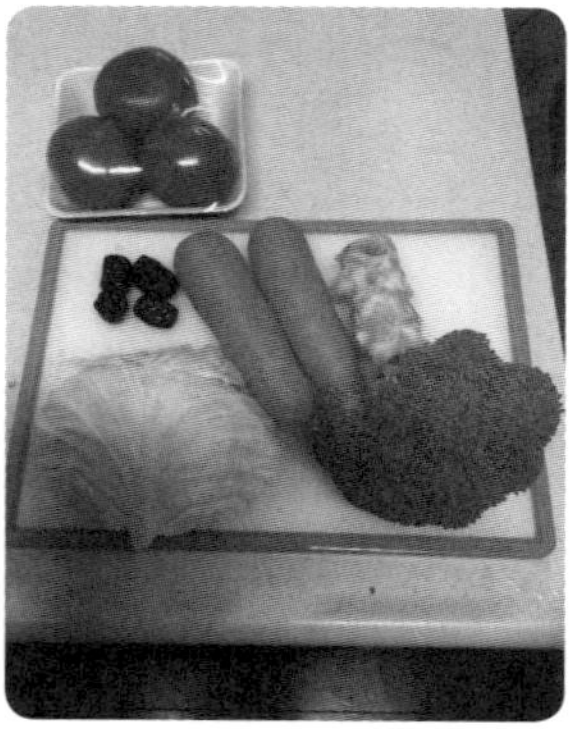

↓

［ベジブロス完成！］

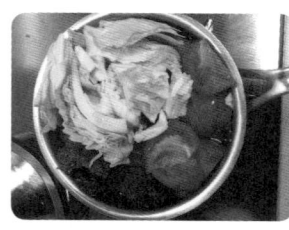

◎まだまだある！ 最強の「髪の素」を紹介

もう一つ、髪に効率よく栄養を与えられる一品を紹介しましょう。

「ショウガの酢漬けご飯」です。まさに最強の「髪の素《もと》」といっても過言ではありません。育毛に必要な栄養素たっぷりのご飯です。

〈材料〉根ショウガ1袋／納豆1パック／ゴマ／七味／オリーブオイル／すし酢と米酢1：1（お好みの割合で）／ご飯

皮ごとみじん切りにした根ショウガを、すし酢と米酢のブレンドに少々つけます。それを納豆にかけて、お好みの量でゴマ、七味を入れ、オリーブオイルをたらします。ご飯にかければ、最強の「髪の素」の完成です。

七味には、脱毛した毛乳頭に働きかけ、止まっていた髪の成長を復活させる成分があります。その他の食材にも、植物性タンパク質、ビタミン、ミネラルが豊富に含まれており、抗酸化作用・血行促進作用もあります。ぜひお試しください。

天然素材ドレッシングで、髪は日に日に元気になる！

私は調味料を天然ものにこだわっています。

なぜ手作りのドレッシングがいいのか。市販のドレッシングの多くは、日持ちさせるための保存料や長い期間でも味を変化させない安定剤など、さまざまな添加物（化学合成物質）が入っているからです。

ヘッドスパのお客さんで食べ物に気を使っている人は、体も元気になっています。

具体的には、ドレッシングは何種類ものバリエーションがあります。

以下に私がつくった自然派ドレッシングのうちから代表的な2つのレシピを載せておきますので、参考にしてみてください。

美味しくて健康にいい！
自然派ドレッシングをお試しあれ

①五臓の機能を高めるドレッシング

材料	効能
玉ねぎ……1個	カラダを温め新陳代謝を活発にする。動脈硬化を予防し、高血圧にも良い
ニンジン……1本	β-カロテンが豊富で、血を養い肝臓の働きを高める。老化防止と免疫力向上
ニンニク……1かけ	五臓全ての機能を高める食材。免疫力を高め、血液をサラサラにする
アンチョビ……1缶	DHA、EPAが豊富。タウリンや核酸が脳の疲れを取り、精神安定にも良い
すりごま……大さじ4	血中コレステロールを減らし、抗酸化作用が高いセサミンを含有
アマニ油……150cc	体内では合成出来ないオメガ3が豊富。中性脂肪や悪玉コレステロールを減らす
醤油……60～70cc（野菜の大きさにより調整）	味付けに使用。自然製法なら酵母菌豊富

作り方 → 全部ミキサー

②甘酒と野菜のハイパー酵素ドレッシング

材料	効能
甘酒……大さじ2	酵母30種類以上が含まれ、必須アミノ酸、ビタミンB群が豊富で点滴並みの栄養を誇る
玉ねぎ……10g	同上
米酢……50cc	血をきれいにして、血行不良による冷えやのぼせ、肌荒れに効果的。
アマニ油……50cc	同上
ニンジン……50g	同上
もしくは トマト……50g	胃と肝臓の働きを高める。リコピンに抗酸化作用があり、美髪、美肌効果大

作り方 → 全部ミキサー

手作りドレッシングは既製品のマイナスポイントを除去できるだけでなく、ミネラル・ビタミンを摂取できる点が優れています。野菜にかけるサラダドレッシングとして使えば、野菜とでダブルでミネラル・ビタミンを摂れます。

もともと食事に気を使っていて、それなりにバランスよく食べられている人は、無理にドレッシングやベジブロスに手を出す必要はありません。

目が疲れて困っている人や肩がこる人は、マッサージが効果的ですが、こっていない人にしてもあまり意味がありません。あれもこれもやらないといけないと思うのではなく、足りないところを補うというふうに考えてください。

生活習慣の中でマイナスに振れている部分を改善していくイメージですね。

その人の生活習慣として都合が悪かったり、自分に合わないやり方を取り入れても長続きしません。

本書の内容の本質的なところを取り込んで、具体的なやり方の細部についてはご自身が長続きしやすい方法にすればいいのです。

第**3**章
薄毛タイプ別！
育毛マッサージ＆食事法を教えます

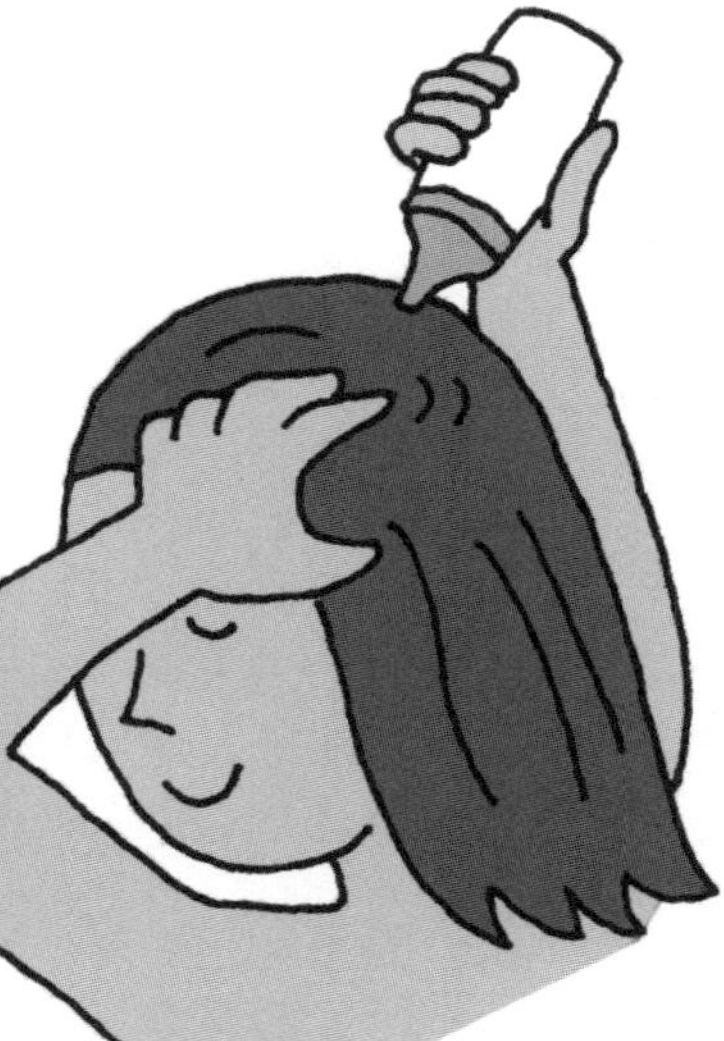

覚えておきたい！産前産後のヘアケアの基本

本章の最後に産前産後の髪のためのマッサージと食事についてもまとめておきましょう。

産後に薄毛で悩む女性は大変多いのですが、これは適切なケアをすることで産後しばらくすれば元に戻ります。

子供がお腹の中にいる約10カ月の間は栄養を蓄えて取り込み、赤ちゃんに与えることが必要なので、母体は蓄えるモードになっています。そのため、髪も抜けにくいホルモンバランスになっているのです。

出産するときには、子供はもちろんのこと、羊水を出す、母乳を出すというように、「出すモード」になります。そのため、髪も抜けるようなホルモンバランスになるのです。

こうしたホルモンバランスは個人差がありますが、だいたい産後半年から10カ月ぐらいで終わります。そこからは妊娠前のホルモンバランスに戻るので髪も抜けにくくなり、元の髪の状態になっていきます。

妊娠期は母親が食べたものの栄養の多くが赤ちゃんのほうに行くために、母体は栄養が足りない状態になっています。そのため、出産後に一時的に髪が薄くなったり、肌のツヤがなくなったりするのですが、その後、しっかり栄養をとっていれば、だんだん元の髪の状態に戻っていきます。

ただし、出産後のストレスが積み重なったままの状態だと、髪の状態は好転しないままになることがあります。健康なときにはそのありがたみを感じないのと同じで、髪が抜けていないときは髪のことが気にならないのですが、抜けるようになるととても気になります。それがまずはストレスになります。そこへ赤ちゃんのリズムに合わせた生活に一変するというストレスが加わります。そうした悪循環になってしまうと産後半年、1年と経ってもずっと回復しないで悪い方向に転がり続けてしまうことがあります。

しかし、出産後は「出すモード」になるから、髪は抜けるものだということを知っていれば、抜け毛に悩むことはないと思います。

月経のときもホルモンバランス的に「出すモード」になっているため、髪の毛も抜けやすいといえます。その後、蓄える周期になってくると髪の毛は抜けにくくなっていきます。

【産前産後のマッサージ】

産前産後の髪のケアとして、まず覚えておきたいのがマッサージです。

効果的で安全なツボを6つほど挙げてみました。脛の内側は、妊娠、出産、授乳、

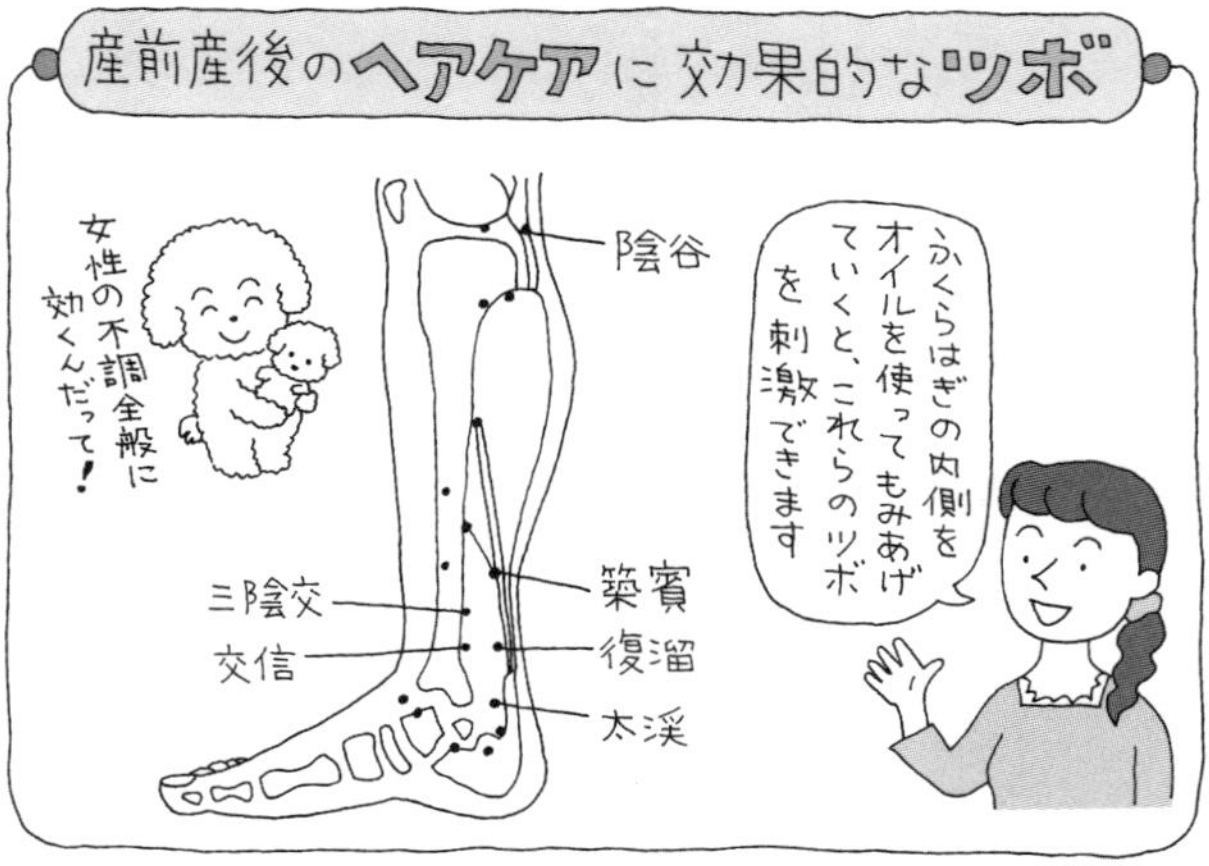
産前産後のヘアケアに効果的なツボ
女性の不調全般に効くんだって！
陰谷
三陰交
交信
築賓
復溜
太渓
ふくらはぎの内側をオイルを使ってもみあげていくと、これらのツボを刺激できます

月経といった女性の血に関連する「衝《しょう》脈《みゃく》」という経絡の要衝となっています。

三陰交《さんいんこう》をはじめとする6つのツボは中でも特に重要です。ツボを集中的に刺激するのは鍼灸師の資格を持った人でないと難しいのですが、優しくマッサージする程度でも十分効果があります。気持ちよいと感じられる程度の力加減で、これらのツボを刺激してみてください。

【産前産後の食事】

さらに、産前産後の食事についてもまとめておきましょう。

漢方の考え方では頭髪は「血余」と表現します。要するに、血の余りものでつくられているということです。

体内の栄養状態がよければ健康な髪が生えると考えられています。実は母乳も同じく血でつくられています。

妊娠時は赤ちゃんの体をつくるため、出産後は母乳をつくるために、母体そのものの栄養状態が乏しくなります。よく妊娠時にすっぱいものが食べたくなったり、甘いものが食べたくなったりする人がいます。

これらは妊娠や母乳のために不足しがちな栄養を体が欲しがっているからと考えられます。

それには個人差があるので、妊婦や産後の女性にすべてよいといえる食材はないのですが、つわりのときに食べたくなったものの中にヒントがあります。

カラダが欲しがっている栄養は、つわりのとき欲した味です

産前産後のヘアケアにオススメの食材

酸味を欲した人（肝臓が栄養不足）	
冷えている	酢　梅干　杏　ザクロ　オリーブ　みかん　ゆず　サバ　ブリ
暑がり	ヨーグルト　夏みかん　レモン　豚肉

甘味を欲した人（脾臓が栄養不足）	
冷えている	米　大豆　ゴマ　黒砂糖　いんげん　ニンジン　かぼちゃ
暑がり	大麦　そば　ジャガイモ　ごぼう　きゅうり　トマト　スイカ　柿　ウニ

塩味を欲した人（腎臓が栄養不足）	
冷えている	味噌　納豆　栗　クラゲ　アワビ　イワシ
暑がり	醤油　食塩　豆腐　海藻類　カニ　牡蠣　シジミ　ホタテ　アサリ　はまぐり

女性の体質を整えるためには、脾臓《ひぞう》、肝臓、腎臓が大きく関係しています。

甘いものが欲しい人は脾臓が栄養を欲している場合、同じようにすっぱいものは肝臓、塩辛いものは腎臓が栄養を求めていると考えられています。

これはもともと持っている体質によります。

つわりのときに食べたかったものが体の欲しているものであるわけですから、それらの良質なものを選んで食べると産前産後の髪の状態がよくなります。

そうして足りていない栄養素を取り込むことによって、血の余りもので作られる髪が元気になるのです。

第4章

誰にも聞けない髪のお悩み相談室ぜんぶ私に聞いてください!

Q

シャンプーの選び方

市販のシャンプーでオススメは？選び方を教えてください

シャンプーを選ぶときにはいくつかのポイントがありますので、以下に挙げることを守ってください。

シャンプーに入っている成分の中でもっとも悪影響が大きいのは、合成の界面活性剤です。

界面活性剤は洗浄成分としてシャンプーや食器洗剤などに広く使われているもので、大きく分けて3つの種類があります。

①高級アルコール（植物や動物の油脂を加工したもの）

②石鹸（石鹸素地を加工したもの）

③アミノ酸（天然素材のアミノ酸を加工したもの）

このうち①の「高級アルコール」が合成の界面活性剤です。合成の界面活性剤は安価につくることができ、泡立ちがよいので消費者から人気があります。しかし、地肌や髪にはよくない成分なのです。

なぜよくないのかというと、洗浄力が強すぎるからです。**実はシャンプーに使われる合成の界面活性剤は、食器洗い洗剤と同じものなのです**。鍋にこびりついた頑固な油汚れも溶かしてしまうぐらいですから、頭皮の皮脂も根こそぎ分解して洗い流してしまいます。

頭皮は適度に皮脂が肌をおおっている状態がよいのであって、多すぎても少なすぎてもいけません。基本的に合成の界面活性剤だと皮脂を取りすぎていると考えてください。

しかも、頭皮にいる善玉の常在菌を殺してしまうという弊害もあります。常在菌にはカビや花粉、病原体微生物などといった外部刺激から肌を守ってくれる役割があります。常在菌がいなくなると、かゆみや炎症、湿疹《しっしん》ができるなどさまざまなトラブルが起きます。

使っているシャンプーが合成の界面活性剤が使われているかどうかを簡単に見分ける方法があります。それはシャンプーの液体が「透き通っているか、いないか」です。

また、成分表の中に記載されている成分をチェックすることで、安全かどうかを判断することもできます（次ページの表参照）。

石鹸やアミノ酸が主体のシャンプーは、透明（もしくは半透明）色をしています。

一方、着色されているシャンプーは、合成の界面活性剤が使われているはずです。

ここで注意していただきたいのは、「オレフィン（Ｃ14－Ｃ16）スルホン酸Ｎａ」と成分表に記載されているシャンプーです。この成分が含まれるシャンプーに関しては、刺激が強いにもかかわらず透明色をしています。ただ、成分表の中段以下に記載されている程度なら、調整剤としての使用ですので、大きな刺激はありません。

安心なシャンプーは成分表でわかる！

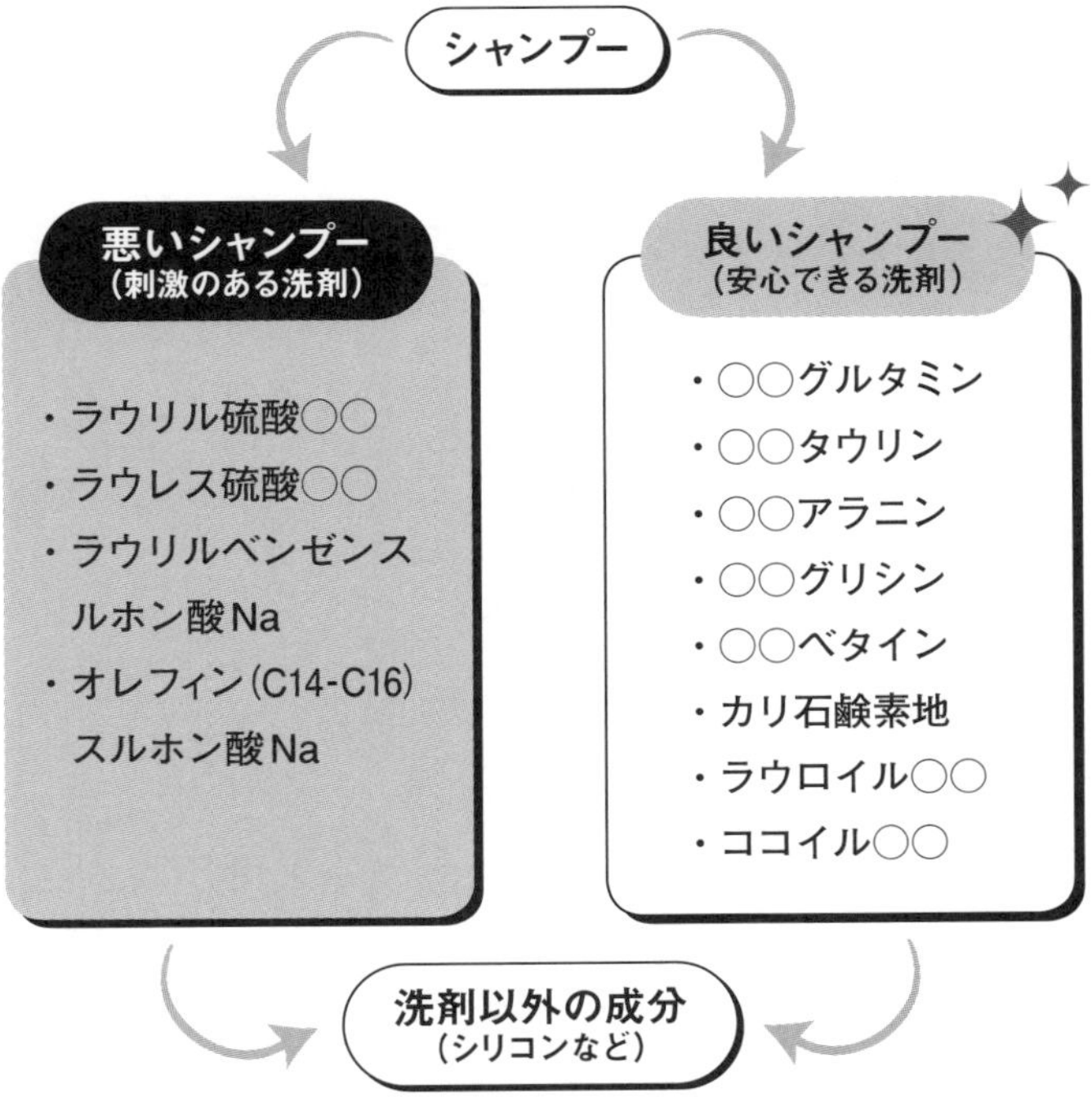

シャンプーの良し悪しは「洗剤」によって決まる。
洗剤以外の成分に惑わされてはいけません！

◎シャンプーの黒歴史

そもそもシャンプーは、水と洗剤だけで6～7割できています。

つまり洗剤の質によって、良いシャンプーなのか悪いシャンプーなのかが決まるのです。粗悪な洗剤を使うと安価な商品になり、良い洗剤を使うと高額な商品になります。

シャンプーの歴史は、言ってみればゾンビ企業の歴史のようなものです。

「ラウリル硫酸○○」という洗剤の悪評が知られると、「ラウレス硫酸○○」に鞍《くら》がえし、その評判が悪くなると、「ラウリルベンゼンスルホン酸Ｎａ」に変え、またしてもその評判が悪くなると今度は、「オレフィン（Ｃ14－Ｃ16）スルホン酸Ｎａ」が流行っているといった具合です。

これらはすべて、頭皮に刺激が強い粗悪な洗剤なのです。

粗悪な洗剤のシャンプーにどれだけ「良さそうな新しい原料」を入れたところで、

残念ながら良い効果は期待できません。にもかかわらず、「新しい原料」をほんの少し入れただけで、高額で販売されていることも多々あります。

ちなみに、プールの容量に1滴程度入れるだけで、〇〇配合というキャッチコピーを使うことができるのです。これがシャンプー業界の現実です。

たとえば、「ノンシリコン」のブーム。これは、粗悪な洗剤を使っていたメーカーが、洗剤ほど髪に影響力のない「シリコン」のデメリットを打ち出すことで作られたブームでした。

こういったシャンプー業界の黒歴史を認識し、みなさんには安心できる洗剤が使用されたシャンプーを選んでほしいと思います。

Q

整髪料とワックスの使い方

整髪料、ワックスは薄毛の原因になりますか？

頭皮環境はシャンプーで整えるのが基本です。合成の界面活性剤の入ったシャンプーを使わないようにするのは、シャンプーが頭の地肌に直接触れるためです。

一方、整髪料やワックスなど髪のスタイリングのために毛先につけるものは、化学合成物質のものを使用してまったく問題ありません。

髪はタンパク質からできていて、細胞の死んだものですから、そこに化学合成物質のものをつけても毛根まで吸収されません。ですから、整髪料やワックスは頭皮につかないように注意すれば、化学合成物質のものを使っても大丈夫です。

髪の毛先は、たとえば洗い流さないタイプのトリートメントやコンディショナーなどを使って、しっかり髪の質感をつくるようにすればいいのです。髪の先であれば、自分の好きな香りの、合成香料の入ったものを使っていいと思います。

なんでもかんでも天然ものがいいというわけではありません。

トリートメントもオーガニック（有機栽培）ものが流行したことがありましたが、これに関しては化学合成された成分を使っているもののほうが、明らかに効果が出ます。

ただし、夏場などは整髪料やワックスなど髪につけている成分が汗で流れて頭皮についてしまうことがあります。そういう場合は一日の終わりに必ずシャンプーできちんと洗うことが大切です。

頭皮につけるものはなるべく天然のものを、頭皮から遠ざかる髪の毛先については化学合成物質に頼ったほうがいいというのが私の考えです。

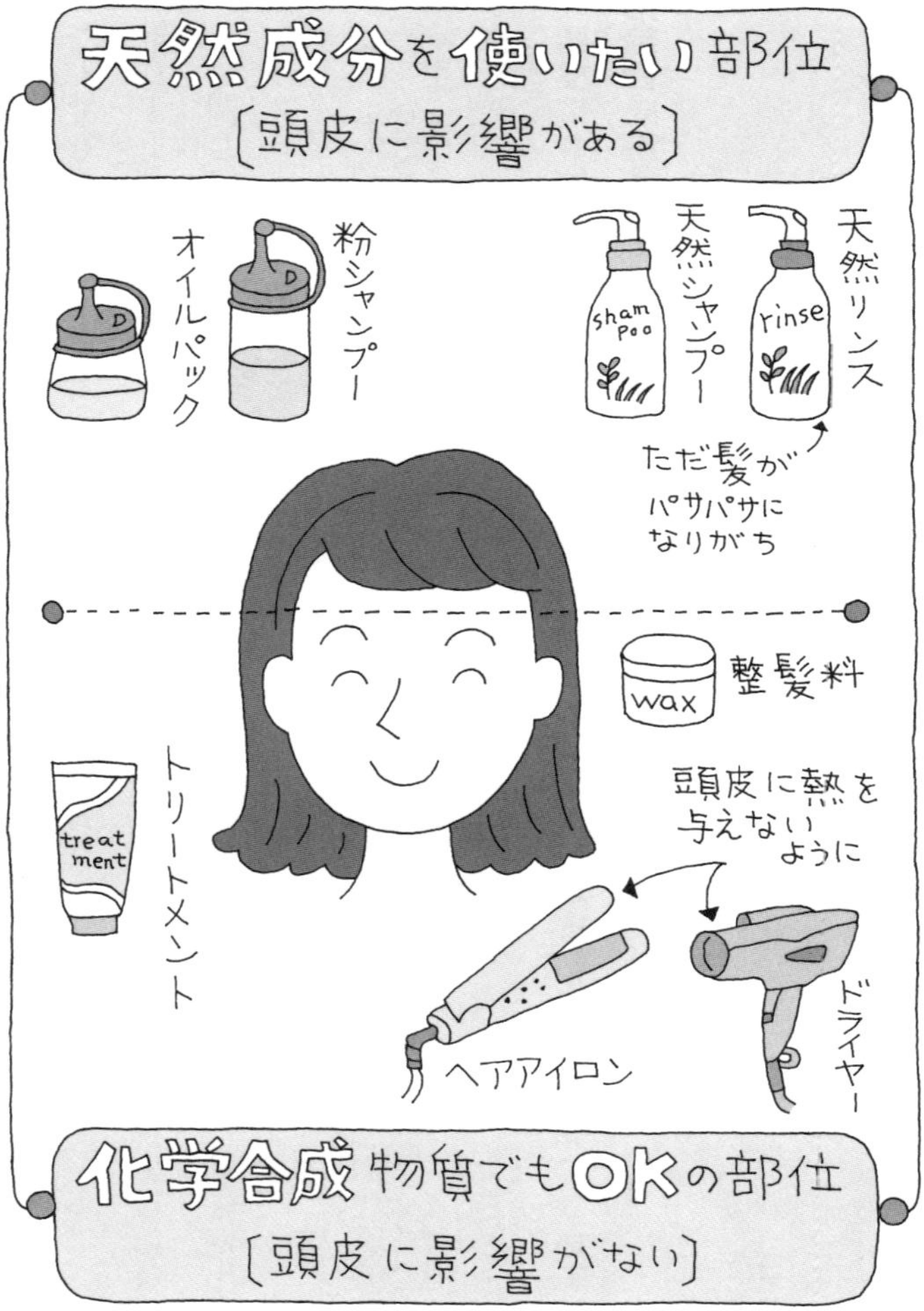
天然成分を使いたい部位
〔頭皮に影響がある〕
粉シャンプー
オイルパック
天然シャンプー
shampoo
天然リンス
rinse
ただ髪がパサパサになりがち
整髪料
wax
トリートメント
treatment
頭皮に熱を与えないように
ヘアアイロン
ドライヤー
化学合成物質でもOKの部位
〔頭皮に影響がない〕

Q

朝シャンと薄毛

朝シャンは頭皮によくないと聞いたのですが、ほんと？

朝のシャンプー、いわゆる朝シャンが髪に悪いという説が飛び交っています。朝シャンというとき、普通は夜でなく、朝のみシャンプーをするという意味だと思います。朝シャンが悪いというより、夜シャンプーしないで眠るのがよくないということでしょう。

眠っている間に髪はつくられるので、そのときに毛穴に汚れが詰まっている状態にならないように、眠る前にしっかりシャンプーをして頭皮環境を整えましょう、ということです。

あるいは、朝はあまり時間がないので、すすぎの時間が短くなって残ったシャンプーのカスで頭皮環境が悪化するからという理由もあるでしょう。

実は私は朝シャン派なのですが、頭皮環境が悪化すると実感した経験はありません。

整髪料やワックスなどのスタイリング剤をつけている場合は、眠る前にしっかりシャンプーで洗うのがいいのですが、そうでなければ朝だけのシャンプーでもかまわないと思います。

朝シャンをして頭皮や毛穴が清潔な状態になっていて、そこへ屋外のホコリや雑菌が付着すると、髪に悪い影響を及ぼすから、という理由もあるようです。

確かに屋外だとホコリや、さまざまな雑菌が髪にくっつくのですが、それよりも枕カバーの衛生状態のほうが、影響が大きいと思います。枕カバーや枕に巻いているタオルを定期的に交換して、常に清潔な状態にしておくほうが、よほど意味があると思います。

Q

汗と薄毛

頭頂部から多量の汗をかきます。つむじの薄毛との関連があるのでしょうか?

これは自分も髪のことで悩んでいたからわかるのですが、抜け毛について心配している人は何かのせいにしたくなるものです。汗をたくさんかくと毛穴から老廃物が出て、それが毛穴に詰まって髪の毛が生えてこなくなる……というイメージがあるのかもしれません。

汗っかきの人に薄毛の人が多いと立証されたデータはありません。脱毛のメカニズム的にも汗が直接関係しているのかはまだよくわかっていないのです。

ただ、運動したりして汗をかいてそのままにしておくと、汗が蒸発する際に、汗と一緒に出てきた老廃物や皮脂汚れなどが酸化します。酸化すると、雑菌と混ざってにおいを発するようになり、酸化物質が脱毛物質に変わるというのは事実です。

しかし、これは普通に生活していても起こることです。

汗をかいたまま長時間放置するとよくないというだけであって、「汗をたくさんかくから抜け毛が多くなる」とは考えられません。

汗より、そのあとのケアのほうに問題があるということです。

それに運動をすることはそもそも血流をよくしますし、毛細血管も太く健康な状態になりますから、髪にとってもいいことのはずです。

つむじに汗をかく人は、髪の問題というより体全体の調子を気にしたほうが、結果的に髪によい影響を与えます。つむじ周辺に多量の汗をかく人は、「冷えのぼせ」である可能性があります。

最近、手足は冷えているのに顔や頭はのぼせたように熱を持っていて、首から上だけすごく汗をかくという症状を訴える「冷えのぼせ」の人が増えています。冷えのぼせは、冷え性が悪化したものだと考えられています。

これを改善するには、まずは心臓に遠い足のほうから温めることが大切です。たとえば、足指が分かれた「指靴下」を重ね履きするなどして、足をまず温めてあげれば冷え性は改善されて、冷えのぼせもよくなっていきます。

温かい飲み物を飲んだり、ショウガなどの体を温めるものを食べるのもいいですね。カボチャやゴボウなど冬が旬の根菜類も体を温めてくれるのでオススメです。

こういうときは前述した陽熱の人も同様に、頭の上のほうのツボ押しをすると熱が抜けていくのでオススメです。左右の耳の上端を結んだ線の中心にある「百会」というツボを手の中指の腹で押します。すると、頭周辺の血流がよくなり、たまっていた熱が抜けていきます。

陽熱の人によい食べ物としては、体を冷やすものがよいでしょう。暖かい地域で栽培される食べ物、たとえばマンゴー、バナナ、スイカ、ゴーヤなど。麦茶やビール、ウイスキー、焼酎などもいいですね。

ボリュームアップ法

Q もともと髪の量が少ないのですが、毛量を増やす方法はありますか？

人間にも個体差は当然あって、髪の毛についてもそれはいえます。

ただ、その人の中で最も髪の量が多かった状態にまでは戻れる可能性はあるのです。早い人だと高校3年生ぐらいから薄毛で悩むようになるでしょう。ただ、高校入学時ならまず髪で悩む人はいないのではないかと思います。そう考えると、高校入学時が最も髪が多い時代と考えられますから、その状態までは戻る可能性があります。


男性の薄毛のタイプでいくと、M字やO字型の場合、薄くなっていない場所の髪の毛から元気になっていき、最後に薄くなっていた部分から髪の毛が生えてきます。

M字やO字型の場合、なぜ薄くなるかというと、頭皮環境が弱くなっているところだからです。酸化した皮脂汚れで毛穴がふさがれていたり、血流が悪くなっていたりする場所の髪の毛が抜けて、生えてもこないという状態になっています。

どのタイプの人でも側頭部は髪の毛が豊かなのですが、**頭皮環境が改善されると、側頭部や後頭部などの「困っていないところ」の髪がまず元気になってきます。**これは考えてみたら、自然なことですよね。頭皮全体をケアしているわけですから、生えていないところから急に生えてくるということは考えにくいでしょう。

薄い部分に髪の毛が生えてくるのには時間がかかるのですが、側頭部や後頭部の髪の毛がなんだか元気になってきたぞ、コシが出てきたぞ、ツヤが出てきたぞというときは、頭皮環境が改善されてきた証拠ととらえることができますから、この後、薄い部分に毛が生えてくることが考えられます。

まずは焦らないで、今ある髪の毛が元気になってきたら、薄毛が解消される予兆としてとらえてください。

Q

薄毛の前兆

つむじのまわりの毛が伸びなくなってきました。これは薄毛の前兆？

確かにO字タイプの薄毛は、つむじのあたりから髪の毛が薄くなってきます。薄くなるときには、突然どんどん抜けるわけではなく、髪が伸びなくなってくるので、薄毛の兆候と見ることはできます。

ただし、つむじの付近や分け目は、短い毛が立ちやすい場所でもあるので、角度によっては薄いように見えるのも確かです。短いのが目立つ場所なので、つい気になってしまっているだけという可能性はあります。

分け目とつむじは上にかぶさる髪がない箇所ですから、そもそも短い毛が目立つ場所なのだということがわかっていれば、それほど気にする場所ではないと思います。

注意してほしいのは、髪の毛の薄い部分もしっかりシャンプーで洗うということです。つむじのまわりに限りませんが、髪の薄くなった箇所をしっかり洗えていない人は多いようです。

それはおそらくシャンプーでゴシゴシやると、抜け毛が多くなってしまうと考えるからだと思います。ですが第1章でも述べたように、抜け毛は次の髪が生えるためのステップですので怖がる必要はありません。シャンプーでしっかり洗うということを避けていると、皮脂汚れがこびりついて、髪が生育できない土台ができあがってしまいます。

抜け毛を恐れる気持ちもわかりますが、毛穴が完全にふさがっていないかぎり、また髪の毛は生えてきますから、薄い部分こそしっかり汚れを取ってほしいと思います。

Q

髪にいい食材①

香辛料が育毛に効果があると聞きましたが、本当ですか？

インド人に薄毛の人はほとんどいないそうです。それはスパイスによるものではないかと言われています。

香辛料の成分で血行がよくなり、太い毛細血管ができるという作用があります。

頭皮の栄養状態を考えるうえで、頭皮の血行をよくすることはとても重要です。毛細血管から栄養を送り込んで髪の毛をつくっていくので、毛細血管が太くなれば、栄養が届きやすくなり、髪の毛が生えてくると考えられるからです。

本書で紹介した柿の葉やクレソンの渋み成分や辛み成分は血行をよくします。香辛料も髪にいいといえるかもしれません。

Q

髪にいい食材②

亜鉛、豆乳、ノコギリヤシのハーブティーにも育毛効果があるのですか？

亜鉛や豆乳が発毛育毛に効果があるという言説があるようです。確かに亜鉛は髪の毛をつくるときに使われるミネラルですので必要といえば必要です。ただし、亜鉛が足りている場合は、亜鉛を飲んでも髪の毛が生えることはありません。

豆乳も植物性タンパク質を効率よく摂れるのでよいのですが、亜鉛同様にタンパク質が足りている人が飲んでも効果はありません。日本人の食生活では肉や魚などの動物性タンパク質を多く摂取する傾向にあるので、とくに注意する必要はないと思います。

ノコギリヤシについては、ＡＧＡ（Ｍ字・Ａ字・Ｏ字タイプの薄毛）によいとされているので、ＡＧＡで悩んでいる人は摂取することで予防効果が期待できるでしょう。

ノコギリヤシに含まれる成分が、５αリダクターゼという脱毛の原因となる酵素の働きを抑制するといわれています。ノコギリヤシを摂りやすいのがハーブティーにする方法です。ただし、ノコギリヤシを使ったサプリメントなどはいろいろありますが、著しい結果を出しているかというと、そうでもないというのが実際のところのようです。

ノコギリヤシのハーブティーを飲むことで髪に何か悪影響があるとは考えにくいので、試してみて抜け毛が減るなど実感できる人は継続してもいいでしょう。

Q

サプリメントと育毛

髪に栄養を与えるために サプリメントは有効でしょうか？

現代人は忙しいですから、なかなか多品種の食材を摂ることは難しいと思います。そういうときは、サプリメントで代用するのもいいと思います。

髪の生育にミネラルが必要であることは、すべての育毛研究家が指摘しています。

とくに亜鉛がよいといわれるのですが、当然ながら髪は亜鉛だけで作られるわけではないので、他のミネラルもしっかり摂ることが必要です。

髪はタンパク質を原材料として、亜鉛やその他のミネラルが作用して作られます。レンガの塀でいうと、タンパク質がレンガで、ミネラルがそのレンガをつなぐモルタルのようなものです。

レンガだけがあっても塀を作ることはできませんから、髪にもミネラルが必須です。

糖質と脂質がメインで、ミネラルやビタミンがほとんど含まれていないカップラーメンなどのインスタント食品がもっとも髪の健康のためにはよくない食事です。カップラーメンはなるべく時間がないときの代用食として考え、普段の食事はなるべく多品種を摂るように心がけましょう。

もしさらに余裕があるようであれば、調味料を天然製法のものに変えるのもよいでしょう（調味料については第3章を参照）。

Q

頭皮のにおいの改善法

毎日シャンプーしているのに、妻から頭が臭いといわれています。改善策はあるでしょうか？

頭がにおうのは2つの理由があって、一つはシャンプーで落ちない酸化した脂のせいです。もう一つは体の中からにおいが出ている場合です。

脂が原因の場合は、オイルパックで酸化した皮脂汚れを溶かして洗い流すこと。そうすれば、におわなくなります。トイレのにおいと同じで、においは元から絶たなければ根本的な解決になりません。

シャンプーを香りの強いものに変えても、その臭いを覆い隠しているだけです。頭から出ているにおいは変わっていないので、頭皮環境はよくなっていません。香りの強いものは、合成香料を使っている場合が多いので、やはり髪にはよくないですね。保湿とミネラルをしっかり補うことを試してみて、それで治らない人はオイルパックを使ってみるといいでしょう。

歯石がたくさんできてしまった状態で歯磨き粉を変えたところで健康な歯にはならないのと同じで、**まずはオイルパックで酸化汚れを落としてから、シャンプーを変える、保湿するといったことを試してみるといいでしょう。**

シャンプーは頭皮に使うものなので、合成香料を避けること。天然香料は合成香料に比べて香りの持続性がないのですが、本来はそれが自然な状態です。逆にいつまでも香りが続くようなものは、人工的なものであるということです。

2つ目の理由の「体の中から」については、動物性の食材を控えることを提唱しています。主に肉ですが、まずは2週間ほど控えてみるのをオススメします。

ステーキ、ハンバーグ、唐揚げといったガッツリな肉食を控えるだけでよく、パスタに入っているベーコンや野菜炒めに入っている豚肉ぐらいは許容範囲です。

さらに過剰に出る皮脂をコントロールしてくれるビタミンB群をサプリメントで摂ることを推奨しています。

この情報をブログに書いたところ、それを読んだ方が九州から出張のときにヘッドスパに寄ってくれたことがありました。40代の男性で、「本当に治ったので、どうしても一度会ってお礼が言いたくて」と訪ねてきてくれたのです。

どんなに体をきれいに洗ってもにおいが消えなかったのが、動物性の食事を控えて、ビタミンB群のサプリメントを飲んでいたら、すっかりにおいが消えてしまったというのです。

とても喜んでいる様子で、握手を求められたのでよく覚えています。

皮脂汚れを取ってもにおいが改善されなければ、「2週間ほど食生活を変える」「ビタミンB群のサプリメントを摂る」を実行してみてください。

Q

脱毛症と薄毛の違い

脱毛症と薄毛は何が違うのでしょうか？対処法は異なるのでしょうか？

そもそも脱毛症と薄毛には、明確な垣根はないものと思っていいです。

薄毛にはM型O型といったパターンがありますが、脱毛症にはパターンがありません。

どちらも併せ持っている人もいるし、程度によって決まるものでもありません。どこから薄毛で、どこからが脱毛症かという線引きができないのが現状です。

私の定義では、薄毛は病的でないもの、脱毛症は病的なものと考えています。

「病的でない」とは頭皮が乾燥していたり、栄養が足りていない、酸化した皮脂汚れで毛穴がふさがったりしたために薄毛になっている状態をいいます。

薄毛は他の所に病的な異常は発生してないけれども、発毛する機能が弱まってきているとも考えられます。血行不良もそれに入ります。

一方、脱毛症は病的なもので、理由もいろいろあります。過度なストレス、自律神経の不調、薬の副作用、低体温、精神面の不調、ホルモン分泌の異常、決定的なミネラル欠乏など、何か必ず理由があるのが脱毛症です。脱毛症の場合、体の他の部分にも異常を来たしていることが多いといえます。

これほどさまざまな理由があるにもかかわらず、脱毛症は目に見える髪の状態だけで、病名がつけられてしまっているのが現状です。個人個人理由があるにもかかわらず、「びまん性脱毛症」や「前頭脱毛難治症」といった具合に一括りにされてしまうのです。

私が脱毛症のヘアケアをする場合、かならずその方の根本的な原因は何なのかを特定した上で対処しています。するると、大学病院でも治らなかった脱毛症が、数回の施術で、見た目が変わるほど変化しています。

巻頭のP26に登場していただいた方は、そんな一例でもあります。5回の施術であそこまで改善したのです。

薄毛にしろ、脱毛症にしろ、病的にしろ、病的でないにしろ、髪が失われていくのには必ず理由があります。その理由を見誤ってしまうと、生える髪も生えてこなくなってしまうでしょう。

みなさんには、本書の内容を参考にしつつ、ご自身の生活の中で「何が髪に悪いのか？」をいま一度見直してみてほしいと思います。

Q

筋トレと薄毛

「筋トレをすると薄毛になりやすい」と聞いたのですが、都市伝説ですよね？

スポーツ界ではドーピングの検査が行われますが、禁止薬物の中でも筋肉増強剤は男性ホルモンそのものです。男性ホルモンを体内に入れることで、筋肉がつきやすくなる。つまり、トレーニング効果を最大限に発揮させたいときに、そうした薬物を使おうとするわけです。

ということは、筋トレをすると男性ホルモンを活性化させると考えることができます。そして男性ホルモンが活性化すると、ＡＧＡを促進するというふうに考えられています。

ただし、**発毛や育毛に影響があるとしてもそれは過度な筋トレを行っている人だけで、常識的な範囲で筋トレをしている人には当てはまらないでしょう。**

それよりも、シャンプーなど適切なケアができているかどうかのほうが影響は大きいと考えてください。

男性ホルモンと薄毛でいえば、女性の髪の悩みについても関連があります。

女性は閉経に向って女性ホルモンが減少していき、相対的に男性ホルモンが優位になっていくため、中高年期にかけて薄毛の傾向が出てくるのではないかという仮説を立てられます。

いずれにせよ、ホルモンの分泌が髪の状態に影響していることは間違いなさそうです。

Q

リンスやコンディショナーは使っても問題ありませんか？

リンスとコンディショナーの使い方

リンスやコンディショナー、トリートメントなど、髪を滑らかにできるものは基本的に頭皮によくないと考えておいてください。

頭皮環境によい天然成分を使ったリンスやトリートメントだと、どうしても髪がパサパサになってしまい滑らかには仕上がりません。通販のレビューでも質感がよくないという評価が定まっています。

自然派のシャンプーには、髪の質感までこだわっているものがありますので、トリートメントなしでもスタイリングしやすい髪になります。それでもやはり物足りない場合は、毛先限定でトリートメントやコンディショナーを使用すればいいでしょう。

Q

雨の日のヘアケア法

雨などで湿度の高い日だと髪が絡まってしまいます。ケアの仕方を教えてください

くせ毛の方は、ドライヤーの使い方を工夫するとよいでしょう。ドライヤーとブラシを連動して、食品用ラップを球体にかけるように、髪を反対側に持ち上げながら乾かしていくのです。

すると、ブローをしなくても、ブローをしたようにツヤツヤに仕上がります。最後にドライヤーの冷風モードで髪のキューティクルを引き締めれば、髪がその状態を記憶して持続します。これを、ヴィダルサスーン発祥のイギリスではラップドライと呼んでいます。ボブスタイルの人が毛先までブラシを通しながらラップドライすると、

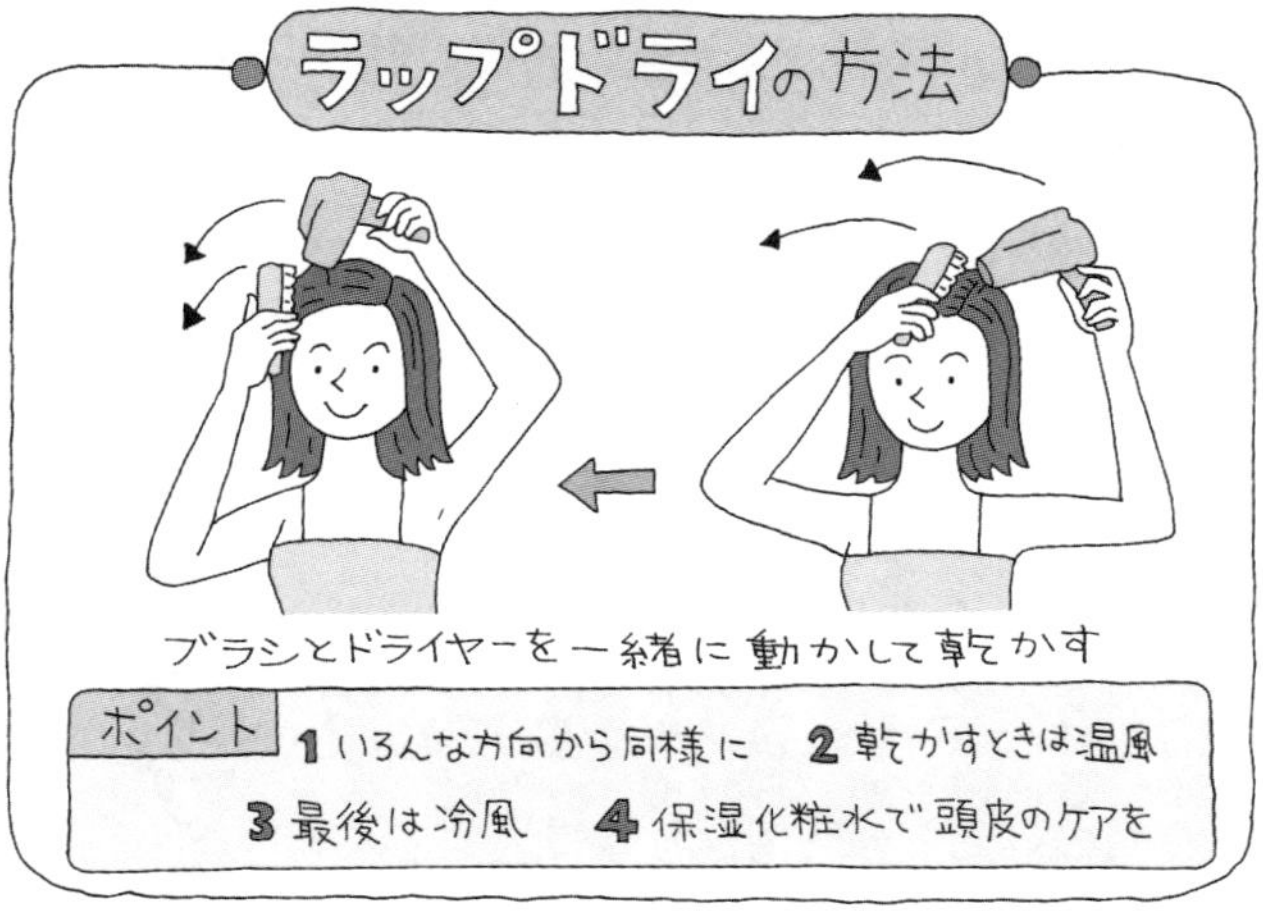
ラップドライの方法
ブラシとドライヤーを一緒に動かして乾かす
ポイント
1 いろんな方向から同様に
2 乾かすときは温風
3 最後は冷風
4 保湿化粧水で頭皮のケアを

自然と内巻の仕上がりになります。

このときには必ず頭皮を保湿化粧水でケアすることが条件となります。保湿化粧水などでケアするならドライヤーを使っても大丈夫です。

ちなみに、ラップドライするときにも普段のスタイリングにも、ブラシはクッションブラシをオススメしています。ブラシの中に空気が入っていて、それがクッションとなって髪が引っ張られる力を抑えてくれるので、傷みにくい利点があります。

Q

ボリュームアップ法

髪が細くペタンとしています。ボリュームアップ法を教えてください

髪を増やす以外の方法として、先に述べたラップドライでも髪の毛はボリュームアップします。ラップドライによって、髪の根本を立ち上げる効果があるからです。髪はシャンプーしてタオルドライしただけだと、全体的にまだ多くの水分を含んでいるので、その重みで髪は根元から倒れてしまいます。すると、髪がペタッと頭皮に倒れたまま乾燥するので、その状態のままになってしまうのです。

それを防ぐには、ブラシで髪の根元を起こしながら乾かすことです。根元が横に寝ないで上に立った状態で乾燥されるので、髪全体がボリュームアップして見えます。

そうして髪の根元を立ち上げるように髪を乾かせば、分け目も目立たなくなります。

Q

枝毛・切れ毛対策

髪にツヤがなく、枝毛や切れ毛も多いです。改善するにはどうしたらいいですか？

枝毛や切れ毛をなくすには、しっかり栄養を摂って、頭皮の状態をよくして、その栄養が髪に行きわたるようにすることが大切です。薄毛のケアと基本的には同じと思ってください。

髪にツヤが出ると、いわゆる「天使の輪」が見られるようになります。天使の輪は、頭頂部に光が当たったときに、天使の輪のように髪が円状に光ることを言いますが、これは髪にツヤがなければできません。

概して見ると、年齢の若い人ほど天使の輪ができる傾向にあります。そのため、年齢が高くなってくると、天使の輪に対するあこがれが出てくるようです。

女性は45歳以降になると、髪の質が落ち、さらに白髪染めやパーマもかけるとなると、ストレートのロングヘアがなかなかできなくなるようです。

本書で紹介してきたヘアケア法を実践し、ぜひ天使の輪を目指していただきたく思います。

Q

カラー・パーマの方法

カラーとパーマが原因で髪がパサパサ。髪を傷めないよい方法はありますか？

カラーやパーマで髪が傷むのは化学合成物質を使用しているせいです。それを防ぐために、天然素材のみを使用したヘナカラーという白髪染めがあります（合成染毛剤を使っているものもあるのでご注意を）。

このヘナカラーを使うと、オレンジ色の仕上がりになってしまうと勘違いしている方が多いのですが、そんなことはありません。

ヘナカラー単体で白髪染めをするとオレンジ色の仕上がりになりますが、そこへインディゴなどの色を加えることで、コーヒー豆程度には濃い色にすることができます。今ではあらかじめブレンドしたものも売られています。

１００パーセント天然成分を使ってコーヒー豆ぐらいの色になるのであれば、白髪染めとしては十分ではないでしょうか。

ヘナカラーを使うことで、髪の毛は傷まないどころかトリートメント効果もあるので、美髪にも近づきます。ただ、まれにアレルギー反応を示す人もいるので、心配な人はパッチテストをすることをオススメします。

あとは、化学合成物質のカラーリング剤を使う場合でも、美容師に「頭皮につかないようにカラーリングをしてください」とあらかじめ伝えておくのもよいでしょう。もしくは「ヘアマニキュア塗りにしてください」と伝えれば大丈夫です。そうすれば、どんな美容師でも頭皮にカラーリング材がつかないように配慮してくれます。

カラーリングの後はシャンプーの泡が透明になるまで洗って余分なカラーを落としますが、シャンプーだけでは落としきれないものが残ってしまいます。そういう残留成分は粉シャンプーの重曹によってすっかり取ることができます。

また、カラーリングをする前に頭皮に塗るオイルが市販されています。頭皮にオイルを塗っておくことで、カラーリング剤が流れてしまった場合でも頭皮を守ることができます。カラーリング剤は頭皮には刺激が強いわけですが、オイルで保護すれば頭皮への刺激は相当程度抑えることができます。

これも美容院で美容師に要望すればやってくれますが、気をつけなければいけないのは美容院によっては古いカラーリング剤やパーマ剤を使っているお店があることです。最近は頭皮にやさしいカラーリング剤やパーマ剤がどんどんできているのですが、そうしたものを使わず、昔からある薬剤を使い続けている美容院はまだまだあります。

私も理容師だったからわかるのですが、商材を変えるにはかなり手間がかかります。たとえば、パーマ剤であれば、「このパーマ剤なら、これくらいのロッドで、これくらいのかかり方になる」というのがわかっています。

しかし、新しいパーマ剤にしてしまうと、それを検証し直す必要があるのです。美容師は日々の業務に追われているので、そうした作業にまでなかなか手が回らないお店もあります。

結果、古い商材をそのまま「まあいいか」といって使い続けてしまうのです。

今でも、私から見ると信じられないくらい古いパーマ剤を使っている美容院もあります。そうした美容院ではパーマを1回かけただけでも、相当髪は傷みます。美容院選びを間違えると相当髪が傷むことを知っておいてほしいと思います。

どうすれば情報をアップデートしていて丁寧な仕事をしている美容院を選べるか。いくつかのチェックポイントがあります。

まず美容院のサイトを見てみること。髪に優しいことを謳っているお店は、随所にそうしたこだわりが見られます。使っている水にこだわっていたり、商材に天然のものを使っているお店がオススメです。

また、初めて行く美容院ではパーマやカラーリングはせず、まずはカットをしに行き、そのときにパーマ剤やカラーリング剤はどのようなものを使っているのか、さりげなく聞いてみるというのもオススメです。

Q

ダイエットと薄毛

ダイエットしたら薄毛になった人がいるようです。どんなダイエットだと髪が減りますか？

女性にはダイエットをしている人も多いでしょう。糖質オフダイエットは髪に対して悪影響を及ぼすことがあるので要注意です。

人間は糖質によって体を動かすエネルギーをつくり出しているので、糖質をまったく摂らないでいると、体温が低い状態が続きます。すると、冷え性を引き起こし、血行が悪くなり、髪がつくられなくなります。

ダイエットのために、今まで食べていた炭水化物を少し減らすのなら問題ありませんが、大幅に減らしたり、完全に抜いたりするようなダイエットは絶対にしないでく

ださい。

髪に悪いだけでなく、体に深刻な悪影響を与えることがあります。

低糖質ダイエットに関連して「食べないことで体の調子がよくなる」という説を唱えている人がいます。その理由として「動物は風邪をひいたりすると食べるのをやめて、じっと休んでいるから」というのですが、それはあくまで体調が悪いときの話です。

確かに風邪をひいたりしたときは、食べ物を消化するのに体力を使うより、免疫力を働かせるのに体力を使ったほうがいいということで、体が回復して胃腸の機能が回復するまでは水だけ飲んでいればいいといわれます。

しかし、健康なときは胃腸もきちんと働いているので、普通に食べればいいのです。

動物は本能的に食欲があれば食べるに決まっています。人間のように食欲があるのにスタイルのために食べないでおこうとか、逆においしいからといって動けなくなるまでお腹いっぱいに食べるということもしません。動物は動けなくなったときに敵に襲われると、命を落としますからね。

確かに糖質を大幅に減らせば体重は減ってスタイルはよくなるかもしれません。でも、それと引き換えに、髪がまばらになってしまうばかりでなく不健康になってしまったのでは本末転倒と言わざるをえません。

普通に出てくる食欲の範囲であれば、バランスよくある程度はお腹を満たすことが必要です。体温が低くて弱々しい感じになっている人は髪も弱々しくなっていますから、まずは体を元気な状態にすることです。

Q

ヘアアイロンの方法

髪にヘアアイロンをかけても大丈夫でしょうか？

ヘアアイロンやコテなど、スタイリングのために髪に熱を加える器具は、基本的には髪を傷めることになります。その意味では髪にとってはよくないことなのですが、多少髪が傷んでもオシャレをしたい人にとっては必要なことでもありますよね。

最近はヘアアイロンを使うとき用の保護剤なども質がよくなっていますから、髪をなるべく傷めないで、スタイリングできるようになってきています。

ヘアアイロンは頭皮には特に影響はありません。整髪料やコンディショナーの考え方と同じく、毛先に使うぶんには頭皮に影響はないので使って大丈夫です。

Q

白髪対策

白髪を減らすことはできますか？

可能です。

そもそも白髪は頭皮の体温が低くて、血流が悪い所に生えてきます。ですから、白髪が髪全体にまだらに生えているものについては髪をつくる機能そのものが老化によって低下していると考えられますが、どこか一部分だけ局所的に集中して白髪になっているものについては、その部分の頭皮環境をよくすることで白髪を減らすことができます。

眼精疲労だとこめかみ周辺、耳上まわりなど。ストレスも、ここの耳まわりですね。耳まわりが生えやすいのですが、パソコンで仕事をする人が多いので、眼精疲労になっているのでしょう。

薄毛対策と同じように、ミネラルなど栄養をしっかり摂って、それをきちんと頭皮に行きわたらせるように、マッサージなどをして頭皮を柔らかくすることが必要です。

白髪が気になって抜いてしまう人がいますが、抜いても根本原因を取り除かない限り何度でも白髪は生えてきます。何度も毛を抜いていると、毛そのものが生えてこなくなる可能性があるので、白髪は抜かずに黒い髪に変えていくことを考えましょう。

白髪になりきってしまったものは、もう黒くすることはできません。しかし、白髪と黒毛が混じっているものは、栄養をきちんと摂って血流をよくすれば黒に戻ることがあります。このことはすでに証明されています。

ちなみに、「白髪を抜くと増える」というのはまったく根拠のないウソです。ひとつの毛穴からは1～4本の髪の毛が生えていますので、白髪を抜いてしまうと同じ毛穴から生えている健康な黒い髪も一緒に抜けやすくなります。だから抜かないほうがいいという意味で、そういう言い方が広まっただけだと思います。

おわりに

実は、私は最初から今のような仕事をしようと思っていたわけではありません。最初に就いた職業は理容師です。何をして生活の糧を得ようかと考えてもこれといったものが思い浮かばず、実家が床屋だったため「理容師にでもなるか」というぐらいの気持ちで始めたのです。

そんな私に転機が訪れたのが25歳のときでした。当時、7カ月間24時間にわたって原因不明の背中の痛みに悩まされており、いくつもの病院をさまよっていました。

そんな時に知り合いから紹介されて出会ったのが、独自の整体法を行っている城下《しろした》典広《のりひろ》さんでした。

城下さんの施術室に行くと、私を一見しただけで「背中が痛いんですか?」と言うのです。

すると、私に
「首はどこまで曲がりますか？」

と言いました。実際に首を下に曲げてみて
「ここまでです」

と言うと、

「1回で治りますよ」

と言うので驚きました。

施術してもらい帰るときに痛みが引いていなかったので、

「次の予約を取りたいんですけど」

と言うと、

「もし治ってなかったら1週間後に電話をもらえますか。心配な気持ちはわかりますが、辻さんのその背中の痛みで私が辻さんと会うことはないと思いますから」

と言うのです。

驚いて、半信半疑でその後過ごしていたら、5日目の朝、起きたときにはまったく痛みがなくなっていたのです。

施術は指の関節の緊張を取るようなマッサージだったのですが、そもそもは左の膝に原因があるということでした。それが背中の痛みとして出ているので、指の緊張をほぐしてあげればそことつながっている膝も緊張が解けて、背中の痛みもなくなるということです。

城下さんが考案したこの抹梢《まっしょう》関節調整法は、西洋医学が見放した体の不調を劇的に改善しています。寝たきりだったのに1回の施術で重労働に復帰した人もいるようです。

城下さんの方法論に衝撃を受けた私は「自分も人の体をじかに扱いたい」と思うようになりました。それが今の私の仕事に繋がっています。

今では定期的に城下さんから抹梢関節調整法を教えていただいており、育毛法に反映させています。おかげで病的な要因で薄毛となり、病院も見放した人の髪の毛を増やすことができるまでになってきています。

城下さんが体の不調を治しているように、私も髪の毛を増やしたり、太くしたりすることで人を元気にすることができればと思っています。それだけ髪の悩みというのは深いものだと思うのです。

とくに女性の悩みはある意味で、男性より深いものがあるかもしれません。男性の場合は、最終的には丸刈りでもいいかという選択肢もありますが、女性はそうはいきません。

男性は3人に1人、あるいは2人に1人ぐらいは年とともにある程度、髪は薄くなって当たり前という社会的な認識がありますが、女性の場合は逆に髪はあって当たり前という感覚があります。

しかも美に関心の強い女性です。昔から「髪は女の命」というぐらい大事にしている人が多いものです。

女性の場合、髪にコンプレックスを持っているときは笑いもしませんし、ぼそぼそと小さい声で話す人がほとんどです。あまり積極的に外出もしないようです。

ましてや、海やプールなどからは足が遠のいてしまう人がとても多いのです。髪が水に濡れるとペタッとなってしまい、髪が薄いのが目立つのではないかという恐怖心があるようです。

子供をプールに連れていったときも、できるだけ髪を濡らさないように気をつけているという人は多いようです。

しかし、髪が増えるとこうしたことが気兼ねなくできるようになります。まず声が大きくなり、よく笑うようになるというのが私の実感です。

以前、病院をいくつも回って結局改善しなかったという脱毛症の女性の頭髪ケアを行ったことがあります。

彼女が最初に私のところにやってきたとき、30代なのに髪がまばらにしか生えていなかったため、普段はカツラが手放せなかったようです。病的な脱毛の状態であることはすぐにわかりました。

すぐに入念なケアを行い、自宅での過ごし方もアドバイスしました。

すると、半年後には明らかに違いがわかるほど髪の毛が増えてきたのです。

あきらめかけていたその女性が「見てください、こんなに髪が増えました！」と言って目を輝かせて報告してくれたとき、この仕事をやっていて本当によかったと思いました。

そして、これからは「髪を通じて人を元気にする」ことが自分の使命であることがはっきりわかったのです。


2018年6月4日、理化学研究所より発表のあった毛包再生の技術は、男性型の脱毛症AGAの方にとって、革新的な技術であると期待しております。これまで髪に悩む男性を多く見てきた私にとって、素直に喜ばしいことです。日本が解明したこともなんだか嬉しいです。

ただ病的な脱毛症については、毛包があるにもかかわらず、薄毛になっている方がいます。毛包再生技術はすべての薄毛に役立つ技術ではないため、すべての人が髪の悩みを改善できるように、私も微力ですが、今後も努力していきたいと思います。

髪は健康のバロメーターになります。そして、髪の健康は心の健康にもつながります。これからも髪を通して体と心の健康をつくり、人を元気にする仕事をしていきたいです。

最後になりましたが、本書の執筆にあたって、鍼灸治療院伍行庵の吉田啓さん、一義流気功治療院院長の小池義孝さんには大変お世話になりました。

吉田さんの中医学に関する深い見識によって、さまざまな示唆を得ることができました。

また小池さんの著書からも多くのヒントをいただきました。この場を借りて、御礼申し上げます。

読者のみなさんが髪の悩みを解消し、笑顔あふれる毎日を過ごされることを、心より願っております。

２０１８年６月

辻 敦哉

●「ヘッドスパ専門店ＰＵＬＡ」公式サイト
https://www.spa-pula.com/

●「カラダの内側から髪を元気にするラボ」公式サイト
https://www.datsumou-sho.com/

育毛のプロが教える
髪が増える髪が太くなる
すごい方法

発行日　2018年7月 8 日　第 1 刷
発行日　2018年7月27日　第 2 刷

著者　辻 敦哉
監修　北垣 毅

本書プロジェクトチーム
編集統括　柿内尚文
編集担当　小林英史、堀田孝之
デザイン　菊池崇＋櫻井淳志（ドットスタジオ）
編集協力　岸川貴文
イラスト　若泉さな絵
校正　東京出版サービスセンター
営業統括　丸山敏生
営業担当　熊切絵理
営業　増尾友裕、池田孝一郎、石井耕平、戸田友里恵、大原桂子、矢部愛、綱脇愛、川西花苗、寺内未来子、櫻井恵子、吉村寿美子、田邊曜子、矢橋寛子、大村かおり、高垣真美、高垣知子、柏原由美、菊山清佳
プロモーション　山田美恵、浦野稚加

編集　舘瑞恵、栗田亘、村上芳子、中村悟志、大住兼正、千田真由、生越こずえ
講演・マネジメント事業　斎藤和佳、高間裕子、志水公美
メディア開発　池田剛、中山景、辺土名悟
マネジメント　坂下毅
発行人　高橋克佳

発行所　株式会社アスコム

〒105-0003
東京都港区西新橋2-23-1　3東洋海事ビル
編集部　TEL：03-5425-6627
営業部　TEL：03-5425-6626　FAX：03-5425-6770

印刷・製本　中央精版印刷株式会社

Printed in Japan ISBN 978-4-7762-0997-3

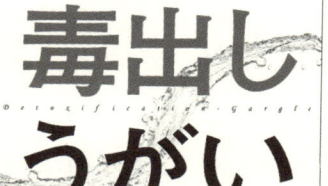

本書で紹介している
「育毛粉シャンプーの
作り方&使い方」

の動画がスマホ、タブレットなどで観られます!

本書を購入いただいた方はもれなく、本書で紹介している「育毛粉シャンプーの作り方&使い方」のやり方を説明した動画をスマホ、タブレット、パソコンで観ることができます。

アクセス方法はこちら!

下記のQRコード、もしくは下記のアドレスからアクセスし、会員登録の上、案内されたパスワードを所定の欄に入力してください。
アクセスしたサイトでパスワードが認証されますと動画を観ることができます。

https://ascom-inc.com/b/09973

※通信環境や機種によってアクセスに時間がかかる、もしくはアクセスできない場合がございます。
※接続の際の通信費はお客様のご負担となります。